LES MALADES

QUI GUÉRISSENT

AUX EAUX

D'AIX-LES-BAINS

et comment ils guérissent

PAR

LE DOCTEUR J. MONARD

De la Faculté de Paris
Ancien Interne des Hôpitaux de Lyon,
Lauréat de l'Ecole de Médecine,
Médaille d'argent, Concours d'anatomie 1872.
Lauréat de l'Académie de Médecine,
Paris 1877. Prix V. Gerdy.
Médecin Consultant aux Eaux d'Aix et de Marlioz.

PARIS
A. MALOINE, ÉDITEUR
91, BOULEVARD SAINT-GERMAIN, 91
Près la Faculté de Médecine.

—

1889

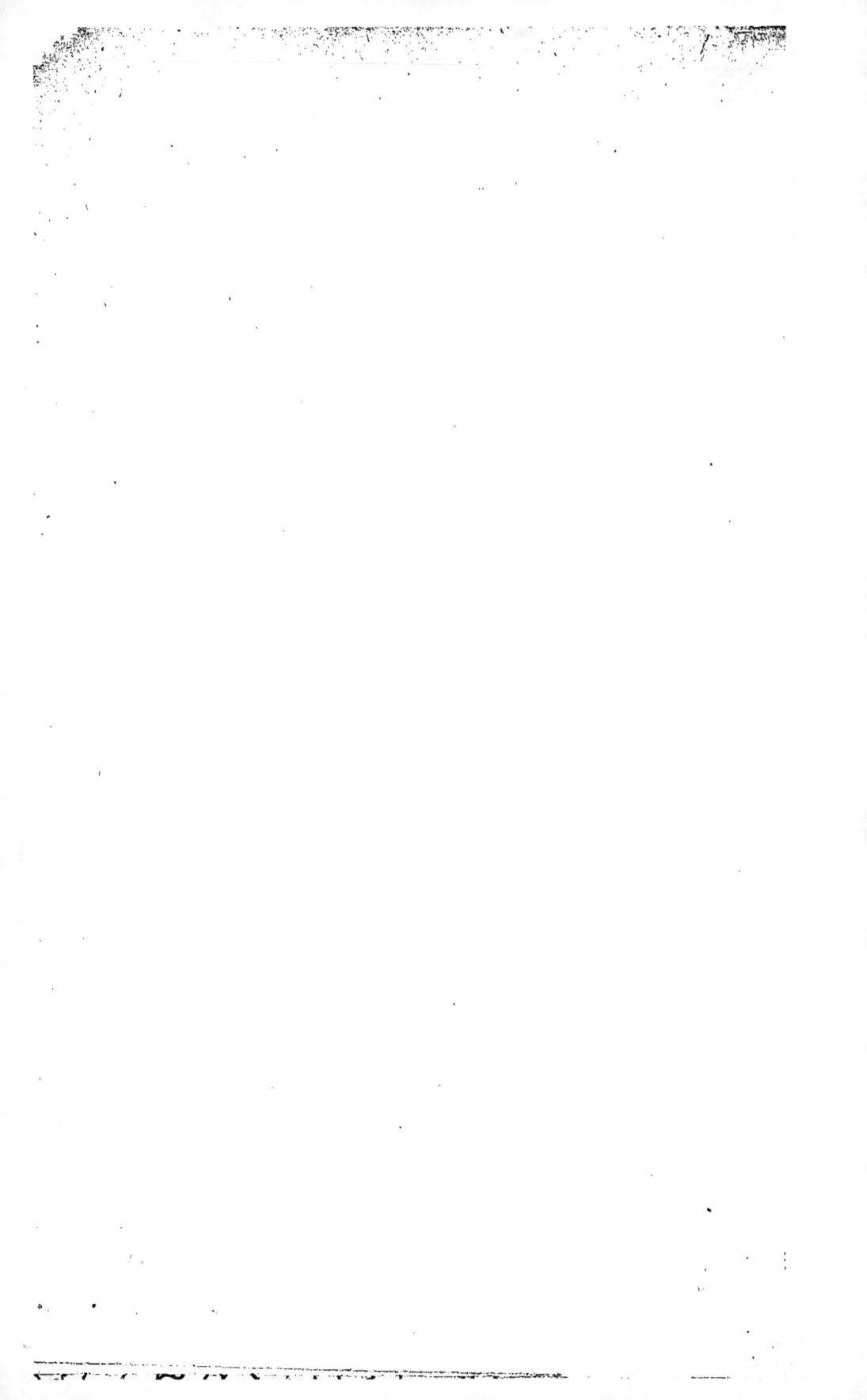

LES MALADES QUI GUÉRISSENT

AUX

Eaux d'Aix-les-Bains

ET COMMENT ILS GUÉRISSENT

AIX-LES-BAINS. IMPRIMERIE A. GÉRENTE.

LES MALADES

QUI GUÉRISSENT

AUX EAUX

D'AIX-LES-BAINS

et comment ils guérissent

PAR

LE DOCTEUR J. MONARD

De la Faculté de Paris,

Ancien Interne des Hôpitaux de Lyon,

Lauréat de l'Ecole de Médecine,
Médaille d'argent, Concours d'anatomie 1872.

Lauréat de l'Académie de Médecine,
Paris 1877. Prix V. Gerdy.

Médecin Consultant aux eaux d'Aix et de Marlioz.

PARIS

A. MALOINE, ÉDITEUR

91, BOULEVARD SAINT-GERMAIN, 91
Près la Faculté de Médecine.

—

1889

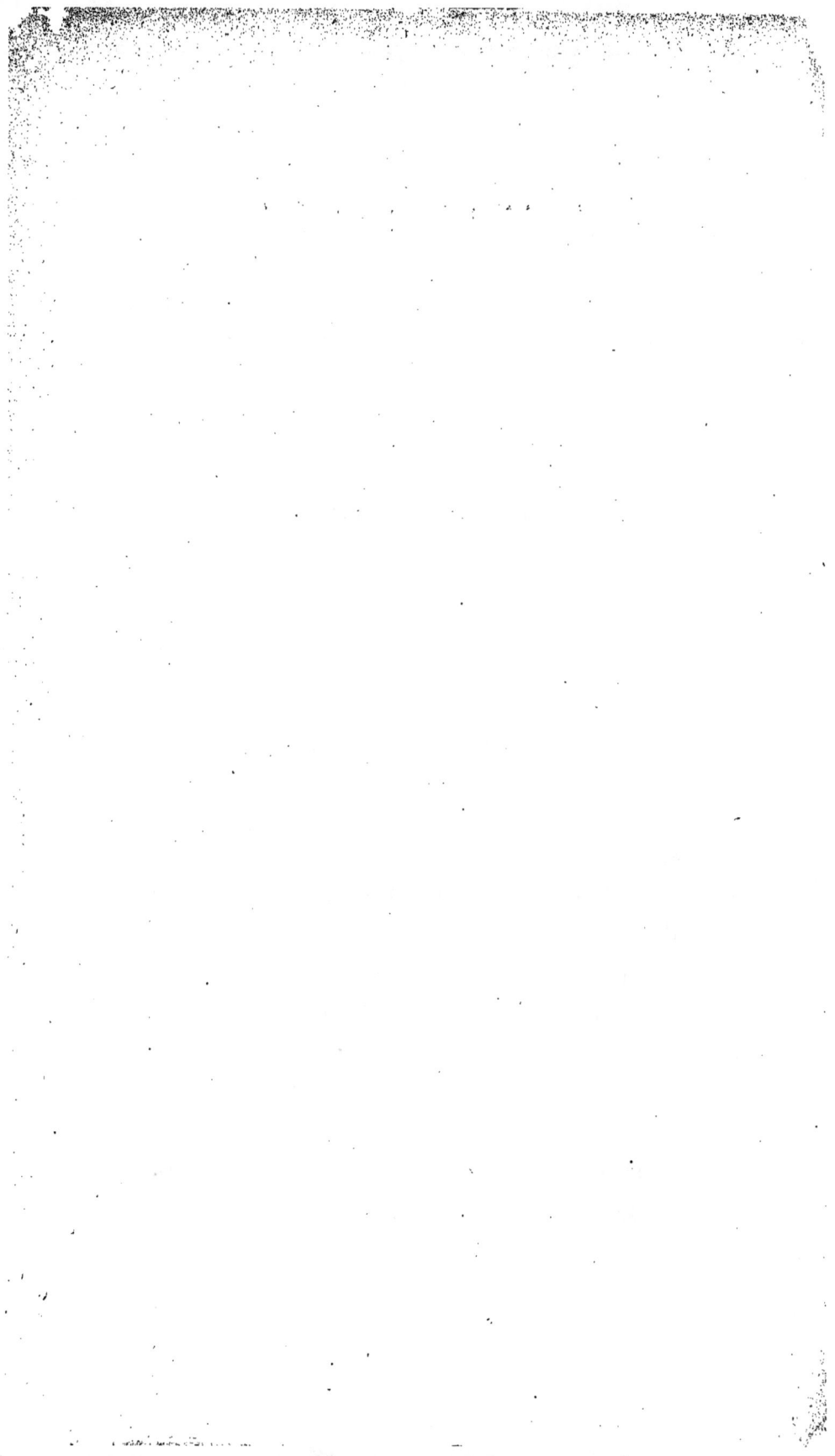

INTRODUCTION

« Cecy est un livre de bonne foy. »

Cette phrase de Montaigne, qui nous sert d'épigraphe, indique exactement le mobile auquel nous avons obéi en publiant ce modeste travail.

Nous n'avons pas eu d'autre désir que de suivre le mouvement scientifique, en nous inspirant des découvertes qu'il a suscitées. Nous ne voudrions pas qu'on vît ou qu'on cherchât même dans nos critiques quelque arrière-pensée ou quelque intention personnelle.

Les malades y trouveront d'utiles conseils

pour les diriger avec quelque profit aux Eaux d'Aix, et en général à toutes les stations thermales.

Nos confrères nous sauront gré, nous l'espérons, d'avoir dans ces questions hydrologiques si controversées, cherché à éviter les lieux communs et essayé, autant que possible, de présenter sous un jour nouveau, des problèmes qu'on proclame trop facilement insolubles.

Nous pensons que même en hydrologie, on doit apporter un peu de cette rigueur scientifique qui est le propre de la médecine actuelle.

Clarté et simplicité, telle sera notre devise.

Si nous savons la justifier, nous aurons au moins ce mérite de nous être affranchi des vieilles habitudes de vague et d'obscurité, qui caractérisent la majeure partie de la littérature hydro-minérale.

LES MALADES QUI GUÉRISSENT

AUX

EAUX D'AIX-LES-BAINS

et comment ils guérissent

CHAPITRE I.

GÉNÉRALITÉS

Il est de règle, en abordant une question quelconque d'hydrologie, de commencer par quelques considérations générales sur les Eaux minérales. C'est presque une profession de foi obligée. Nous ne pensons pas devoir rééditer ce chapitre si souvent esquissé et toujours aussi confus. M. Bouloumié, dans son cours d'ouverture à l'*École pratique* de Paris (1), l'a exposé avec un rare talent.

Si l'espace ne nous faisait défaut, nous voudrions trans-

---

(1) *Courrier médical.* Nᵒˢ des 23 et 30 Juin 1888.

porter ici les vingt pages qu'il a consacrées à cette question.

Nous ne relèverons qu'une phrase, qui parait résumer toute la doctrine hydrologique. et qui, si elle était acceptée sans conteste, tendrait à séparer complètement la médecine hydro-minérale des autres branches des sciences médicales.

« J'aurai pourtant le regret, dit-il, de n'avoir pas à vous présenter, pour appuyer mes assertions, les résultats de l'expérimentation; mais, à vrai dire, je m'en consolerai en songeant que la méthode hippocratique (la clinique), qui me servira de guide, reste inébranlable à travers les âges et les doctrines, et que c'est encore elle, qui est, aujourd'hui comme par le passé, appelée à juger en dernier ressort au lit des malades. »

Nous pensons que cette formule trop absolue équivaut à une fin de non recevoir, pour ceux qui voudraient tenter d'introduire dans l'étude des Eaux minérales la méthode expérimentale en si grand honneur aujourd'hui en médecine.

La clinique seule, jusqu'à ce jour, nous a éclairé sur l'action, les indications et les contre-indications des Eaux.

A-t-on lieu d'en être bien satisfait ?... A-t-on fixé un seul point qui soit généralement adopté ?...

Il suffit de parcourir les discussions de la Société d'Hydrologie, pour voir, qu'il n'existe pas la moindre entente, au sujet de la valeur réelle des eaux minérales, et, par conséquent, de la spécialisation thérapeutique qui doit en découler. Si bien, qu'en voyant à quel résultat nous mène la clinique pure, nous nous demandons si elle s'élève bien au-dessus de l'empirisme.

Si nous voulons, dans la médication thermale, apprécier très exactement ce qui revient au médicament : l'eau minérale; et aux causes dites *adjuvantes* : conditions hygiéniques, meilleur régime, repos physique et moral, changement d'air et de milieu, etc., etc. ; nous ne voyons pas qu'il y ait autre chose que l'expérimentation pour nous éclairer (1). Et nous pensons que pour bien expérimenter, il faudrait faire abstraction de la puissance imaginative des malades, capable à elle seule de faire dévier les solutions recherchées (2).

Cette expérimentation n'a jamais été sérieusement tentée et nous ne pensons pas qu'elle soit désirée par les intéressés, qui ne craignent pas de laisser planer un

(1) Nous ne pouvons considérer comme des résultats de l'expérimentation les faits publiés par MM. Berlioz, sur Uriage; Alricq, sur Aulus; Monard sur Aix-les-Bains. Ces auteurs ont eu en vue surtout la détermination de l'action physiologique ou thérapeutique de ces Eaux par voie d'expériences ; mais ils n'ont pas fait, si ce n'est d'une façon incomplète, les expériences de contrôle qui constituent l'expérimentation scientifique, la seule permettant d'isoler nettement les résultats imputables à l'Eau minérale, de ceux pouvant être attribués à d'autres facteurs.

(2) Nous pourrions citer des stations thermales, où des eaux identiques provenant de sources différentes, jouissent dans l'esprit des malades et quelquefois des médecins, par le fait de traditions séculaires, de propriétés absolument différentes. Un médecin qui se permettrait de les confondre dans ses prescriptions, serait déconsidéré. Néanmoins, on peut en usant de stratagème, opérer le transfert des propriétés de l'une à l'autre.

certain mystère autour de leurs sources, qui guérissent d'autant plus sûrement que leur action parait plus impénétrable.

Ce sont là, dira-t-on, de pures questions de doctrine; mais combien elles seraient grosses de conséquences si on arrivait à une détermination précise ! ...

A défaut d'expérimentation, les hydrologistes se sont de tout temps lancés à la poursuite de forces et d'éléments difficiles à déterminer, et qui devaient recéler le secret de l'action merveilleuse des eaux minérales.

La théorie de Scoutetten (1) était vieillie et passée de mode, lorsqu'elle fut reprise et très habilement développée par M. Duhourcau (2), qui crut pouvoir expliquer l'action des eaux de Cauterets, dans les maladies du système nerveux, par la formation de courants électriques. Ces courants résulteraient de la transformation des monosulfures en polysulfures au contact de l'oxygène de l'air; ils seraient aussi produits par les nombreux métaux si remarquablement étudiés par Garrigou, et qui se trouvent dans les eaux minérales, selon la pittoresque expression de Burcq, sous la forme de *thériaque métallique*.

Les phénomènes observés se rapprocheraient alors des phénomènes métallothérapiques ordinaires.

(1) Scoutetten. De l'électricité considérée comme cause principale de l'action des eaux minérales.

(2) Annales de la Société d'hydrologie (t. 26. Ann. 1880-81). P. 363. Duhourcau. Eaux sulfureuses et métallothérapie.

Baréty, de Nice (1), avait déjà adopté cette interpré-
tation pour l'action des eaux de La Malou, dans les
maladies du système nerveux.

Mais ces courants sont fugaces, de faible intensité, ils
ne se produisent qu'au premier contact de l'air et font
généralement défaut, au moment où l'eau est administrée
aux malades.

De plus, les métaux existent à l'état de traces si fai-
bles, que souvent des chimistes consciencieux ont été
incapables de les déceler. Rien n'autorise donc à attacher une si grande importance à ces *infiniment petits
métalliques.*

Depuis quelques années on a fait une intéressante application de la Bactériologie, à l'étude des eaux minérales. En 1877, M. Plauchud (2) avait cru démontrer que
« les eaux sulfureuses doivent leur formation à la réduction des divers sulfates, se produisant sous l'influence
d'êtres vivants, agissant à la manière de ferments ; la
sulfuration serait le résultat d'une fermentation anaéro-
bie (les matières organiques seules ne suffisant pas pour
produire cet effet) » ; l'agent de cette fermentation serait
la *glairine* ou *barégine,* formée par des algues filamen-
teuses appartenant au genre *beggiatoa.*

Dans des expériences faites ultérieurement, on démon-

(1) Baréty. Contribution à l'étude des propriétés du système nerveux. O. Doin, Paris 1882.

(2) Plauchud. Sur la réduction des sulfates par les sulfuraires et sur
la formation des sulfures métalliques naturels. Compte rendu des
séances de l'Académie des Sciences. 1877, page 235 ; 1882, p. 1363.

tra qu'au phénomène de réduction des sulfates succédait une oxydation des sulfures produits, les sulfuraires se chargeant de grains de soufre. Le même ferment était donc à la fois réducteur et oxydant : ce qui paraissait renverser la théorie des ferments.

Récemment, M. Winogradsky (1) ayant repris cette étude, a démontré que dans les expériences précitées on avait fait intervenir, sans s'en douter, deux facteurs au lieu d'un : 1º des bactéries anaérobies de la putréfaction, qui réduisent le sulfate de chaux en hydrogène sulfuré ; 2º la sulfuraire ou algue (Beggiatoa) être aérobie, qui a pour fonction d'oxyder cet hydrogène sulfuré et d'en faire du soufre et quelques autres produits.

Ainsi se trouve ruinée la théorie si séduisante de M. Plauchud : car les sulfuraires, loin de présider à la sulfuration des eaux sont au contraire les agents de destruction des sulfures, et leur action ne peut s'exercer qu'au contact de l'oxygène de l'air.

Plus récemment M. Frémont (2), s'inspirant des travaux de M. Duclaux sur les microbes utiles, qui accomplissent des fonctions physiologiques, crut rencontrer dans les eaux de l'Hôpital et de la Grande Grille de Vichy, des bactéries, qui pouvaient rentrer dans cette

(1) Winogradsky. Sur les bactéries des eaux sulfureuses (Botanische Zeitung, 1887). Analysé par Duclaux *in* Annales de l'Institut Pasteur. 1887, p. 548.

(2) Frémont. Action de l'eau de Vichy sur la nutrition. Paris. Steinhel, 1888 ; communication faite à l'Académie de médecine (3 avril 1888).

catégorie. Du bouillon de culture chargé de bactéries de ces deux sources, est mélangé avec du blanc d'œuf préalablement coagulé. Au bout d'un certain temps la· plus grande partie de l'albumine est dissoute. *Des expériences tentées avec d'autres micro-organismes n'ont donné que des résultats négatifs,* dit M. Frémont.

Nous craignons que ces résultats n'aient été publiés un peu hâtivement. Peut-être des expériences de contrôle multipliées auraient-elles démontré que la propriété de dissoudre les albumines est commune à la majeure partie des bactériens, pour ne pas dire à tous.

Nous ne sommes pas émerveillés de voir les micro-organismes envahir les eaux minérales. Les eaux de source, comme le démontrent les observations de Joubert et Pasteur, ne renferment pas de microbes. Les eaux minérales sont des eaux de source par excellence, venant généralement de profondeurs, où toute vie est abolie, par le fait de la température centrale. Nous serions donc en droit de nous demander si ces microbes, qui abondent dans certaines eaux minérales, ne sont pas le résultat de souillures, envahissant les eaux au moment de leur affleurement, plutôt que des éléments curatifs dont la thérapeutique puisse bénéficier.

Ces quelques remarques montrent bien la grande préoccupation des observateurs, de rechercher dans les eaux minérales quelque chose de plus ou moins mystérieux permettant d'y rattacher des phénomènes qu'on se croit incapable d'expliquer plus simplement.

Malgré cette tendance si manifeste à rester dans les

limites de la spécialisation on n'en assiste pas moins à une évolution caractéristique des villes d'eaux. Si on compare les stations thermales d'aujourd'hui à ce qu'elles étaient il y a trente ou quarante ans, on voit que de grands changements ont été introduits.

Partout où les eaux étaient administrées depuis des siècles avec leurs vieilles formules primitives, sont venues se greffer de nouvelles méthodes de traitement : par l'air, l'eau froide, l'électricité, le massage, etc. D'abord timidement adoptées, elles paraissaient plutôt satisfaire la curiosité de certains médecins, que répondre à un besoin réel. Les défenseurs autorisés de la spécialisation s'élevèrent avec véhémence contre ces tentatives, qui devaient, disait-on, ruiner le prestige des eaux minérales, et nous jeter en plein *gâchis thérapeutique* (1).

Mais l'idée n'en fit pas moins son chemin, et l'on put voir les médecins les plus autorisés de la station, qui devait rester le boulevard de la *spécialisation* des eaux minérales, Vichy, affirmer que l'hydrothérapie allait de pair avec le traitement traditionnel de la station (2).

De nombreux travaux furent alors publiés, qui en étendant considérablement le domaine de certaines eaux

(1) Mot de Durand-Fardel.

(2) Grellety. *In* Réfutation de la prétendue cachexie alcaline consécutive à la cure de Vichy... dit : « L'eau minérale prise à l'intérieur à la dose de 4 à 5 verres par jour, est *sans doute* mise d'abord à contribution ; mais en dehors de son emploi, nous usons des bains, de l'hydrothérapie, des inhalations d'oxygène, de la gymnastique et de l'exercice sous toutes ses formes, surtout sous celle de la marche. »
Annales de la Société d'Hydrologie, tome 26, 1880-81, p. 101.

vinrent renverser toutes les notions acquises en la matière.

La cachexie alcaline de Vichy avait vécu. Des travaux consciencieux établissent l'action reconstituante et globulisante des eaux de Vichy.

L'excitation produite par Aix et Baréges n'est plus qu'un vain mot; on obtient avec ces eaux de merveilleux effets sédatifs (1).

La même eau calme et excite, favorise la diurèse et la diaphorèse, décongestionne les pléthoriques et globulise les anémiques; elle fait engraisser ou maigrir à volonté.

Quelle merveilleuse transformation s'est donc produite !...

La vieille Naïade a-t-elle subi l'élan irrésistible du progrès qui envahit tout ?...

En présence de ces hésitations et de ces tâtonnements de l'hydrologie, nous assistons du côté de la thérapeutique rationnelle des *agents dit hygiéniques* à des recherches et à des découvertes remarquables.

Jusqu'à notre époque on n'attachait qu'une importance secondaire, dans la cure des maladies, à ces agents : le régime, l'air, l'exercice, la gymnastique, l'hydrothérapie, le massage.

Mais la question étant mieux étudiée, on a reconnu qu'ils avaient des effets curatifs remarquables plus puissants même qu'aucun autre agent médicamenteux.

(1) Armieux. Ann. Soc. Hydr. 1876-77, p. 361.

En France, Germain Sée, Labadie-Lagrave, et surtout Dujardin-Baumetz se livrent à une étude approfon-
die de ces moyens de guérir, et arrivent à des conclusions
qui ont lieu de nous étonner. « Avec eux, dit Dujardin-
Baumetz (1), l'activité des fonctions cellulaires s'augmente et se régularise, les combustions s'activent, les
leucomaines, ces poisons toxiques, que la cellule organique fabrique constamment, augmentent en quantité et
s'éliminent plus activement; les graisses se comburent,
l'équilibre se fait entre les cellules de la moelle et celles
du cerveau, les fonctions se régularisent, la nutrition
générale s'accroît......... Chez les individus adipeux
la gymnastique aura cet effet de les amaigrir et de leur
faire perdre de leur poids, tout en augmentant leur
musculature et leur force musculaire; chez ceux, qui ne
possèdent pas de graisse accumulée dans leur tissu
cellulaire, les exercices corporels, au contraire, auront
cet effet, en augmentant leur musculature, d'augmenter
leur poids. »

M. Bouchard a démontré expérimentalement que
le seul fait de travailler, de marcher en pleine cam-
pagne, diminue la toxicité des urines; d'ou découle ce
fait : que le corps humain fabrique moins de poison, et
partant moins de causes de maladies dans un milieu à
air pur; ou, en tout cas, il oxyde plus complètement los
produits toxiques de la dénutrition; et mieux ces produits
sont oxydés, moins ils sont toxiques.

(1) Dujardin-Baumetz. L'hygiène thérapeuthique. Paris, O. Douin
1888.

En Angleterre, W. Murrell (1), Symons Eccles (2) déterminent les effets du massage avec une très grande précision. Par le massage, dit W. Murrell, la contractilité électrique du muscle est accrue; le muscle se fortifie sans se fatiguer; le massage offre sur l'exercice l'avantage de ne demander aux malades affaiblis aucun effort volontaire. — Le sang est attiré du centre à la périphérie, d'où, modification des fonctions cutanées et des sécrétions en général.

En Amérique, Weir Mitchell (3) institue sur l'emploi des moyens hygiéniques tout une médication des troubles si variés et si rebelles de la neurasthénie.

Playfair (4) son imitateur, relate des observations de malades atteintes de paraplégie hystérique avec altération profonde de toutes les fonctions de nutrition, chez lesquelles, par l'application judicieuse et méthodique des seuls moyens physiques et moraux, il a rétabli un état de santé parfaite.

Il y a là, si nous ne nous méprenons, toutes les modi-

(1) W. Murrell. La pratique du massage; trad. par O. Jennings. J.-B. Baillière, 1888.

(2) Symons Eccles. L'action physiologique du massage. The Practitionner. Juin 1887.

(3) Weir Mitchell. Du traitement méthodique de la neurasthénie et de quelques formes d'hystérie, traduit par Jennings. Paris. Berthier, 1883.

(4) Playfair. Épuisement nerveux et hystérie, traduit par L. Brachet. Paris, Masson. 1883.

2

fications nutritives que nous recherchons dans la cure hydro-minérale.

En présence de ces résultats, on serait autorisé à se demander, si les eaux minérales ont une action *per se* leur appartenant en propre, ou, si elles ne font qu'emprunter à l'arsenal de l'hygiène ses armes si puissantes.

Il nous parait résulter de ce parallèle, que même en conservant entre l'action des eaux minérales et celle des agents similaires, une différenciation, qu'il sera difficile de détruire dans la plupart des esprits, on reconnaîtra la nécessité pour les villes d'eaux de perfectionner leur outillage thérapeutique, d'améliorer leurs établissements, de prendre des mesures sanitaires de premier ordre. Le temps n'est plus, où le manque absolu de confort, la saleté traditionnelle des établissements thermaux est de règle. On ne croit plus que les piscines à eau stagnante, souillées par les déjections des malades restant des heures entières dans la même eau (1), soit le *nec plus ultra* du traitement thermal. On préférera la grande eau et l'air pur.

En un mot, nous pensons qu'à notre époque les villes d'eaux doivent être des sanatoria de premier ordre, des asiles de malades et de valétudinaires, où toutes les chro-

---

(1) Eug. Rochard. Les Eaux minérales dans les affections chirurgicales. Paris, Masson. 1884, p. 9.

« A Barèges, les piscines ont un aspect répugnant. Dans un sous-sol voûté, à la faveur d'un jour douteux, qui vient d'en haut, on aperçoit des malades étroitement serrés les uns contre les autres, et dont le visage congestionné émerge rouge et luisant d'une eau jaunâtre. »

nicités qui ont besoin d'un nouveau stimulant : changement d'air, de milieu, d'habitudes, viendront se réfugier pendant un temps variable ; elle seront aussi des colonies scolaires, où la jeunesse, qui a pâli sur les livres, viendra recolorer son sang ; elles offriront un refuge à tous ces surchauffés de la vie parisienne, atteints de cette fièvre citadine la *malaria urbana*, qui frappe de déchéance les facultés viriles, pour exalter outre mesure le système nerveux ; en un mot, les villes d'eaux seront des fabriques de santé, où tous ceux qui souffrent, et qui ont échappé à la thérapeutique ordinaire, viendront tenter une suprême épreuve.

D'où la nécessité pour elles de ne pas s'enfermer dans le cercle étroit de la spécialisation, de perfectionner et de multiplier leurs moyens curatifs.

Si les stations thermales, par le fait du perfectionnement de leur installation balnéaire gagnent beaucoup au point de vue de leurs applications thérapeutiques et rendent des services de plus en plus éclatants, elles ne perdront pas dans l'estime des malades qui les fréquenteront avec un empressement toujours croissant : « Les eaux, dit J. Rochard (1), deviennent comme les stations de bains de mer une des nécessités de la vie élégante. On y vient pour y retrouver son monde, pour se reposer des fatigues de l'hiver ; et cette population mélangée, étrange, se crée une vie à part, la vie des eaux, dans laquelle les malades et les gens de plaisir se coudoient,

---

(1) Eug. Rochard, Préface de Jules Rochard. Loc. cit.

où la goutte et la dyspepsie fraternisent à table d'hôte, autour des fontaines, au concert, au Casino; où chacun cause de sa maladie avec le premier venu; où la confiance dans l'efficacité des eaux devient du fanatisme; où la thérapeutique est souveraine, où les médecins sont rois. Cette vie est, il faut le dire, celle qui convient le mieux à la nature des maladies qu'on traite aux eaux thermales.

Les gens d'affaires, les hommes de travail y trouvent des distractions forcées, l'oubli de leurs préoccupations, un régime régulier, hygiénique, des repas à heures fixes, de l'exercice sans fatigue, des promenades agréables ».

CHAPITRE II

Affections chirurgicales

～⚬⊗⚬～

C'est pour les maladies chirurgicales que les eaux minérales ont été employées dès les premiers âges ; c'est à elles que les eaux d'Aix doivent surtout leur réputation.

C'est sûrement chez elles que nous trouvons nos plus beaux succès thérapeutiques, ceux qui frappent le plus l'imagination, et font croire à l'existence dans les eaux d'un génie surnaturel.

Les eaux sulfureuses furent longtemps connues sous le nom *d'eaux d'arquebusade*, en souvenir de la mémorable cure que Jean d'Albret, le grand-père d'Henri IV, fit aux Eaux-Bonnes en 1525, avec tous ses Béarnais blessés à la bataille de Pavie. Elles produisirent d'excellents effets et furent considérées comme héroïques dans ces blessures, que la chirurgie barbare et ignorante de l'époque soignait à grand renfort de feu et d'huile bouillante.

L'eau sulfureuse remplaça avantageusement ces antiseptiques violents.

L'histoire d'Aix ne nous apprend rien de bien précis sur le traitement spécial des suites de blessures à nos thermes dans les siècles passés.

Il faut arriver à l'époque actuelle pour trouver des faits scientifiques bien observés. Pendant et après la malheureuse guerre de 1870, Aix devenu le refuge de nombreux blessés opéra des cures fort remarquables, qui ont fait l'objet de communications intéressantes à la *Société de chirurgie*, de la part de MM. Davat et Brachet (1).

Peu après, M. Brachet publia un cas de tétanos traumatique guéri par le traitement d'Aix.

S'il est parmi les médecins des divergences de vues sur l'opportunité du traitement thermal dans telle ou telle maladie interne, il n'en peut exister sur l'efficacité de nos eaux pour les suites de blessures, de traumatismes de n'importe qu'elle nature. C'est pour ce genre de malades qu'on peut trouver une formule de traitement unique, parce que le succès en est toujours la conséquence.

Que de fois dans le courant d'une saison à Aix n'avons-nous pas l'occasion de voir venir à nos thermes des malades paraissant atteints des affections les plus rebelles, se traînant à peine avec leurs béquilles, et qui partent presque ingambes ? Ils ont eu, il y a cinq ou six mois, un accident des plus graves : fracture de cuisse, écrasement du pied, etc.... Immobilisés pendant cinquante ou

(1) Société de chirurgie, 14 février 1872.

soixante jours, les os fracturés se sont soudés ; mais il reste des accidents consécutifs qui condamnent les malades à l'impuissance.

Ils se lèvent depuis un mois, essayent péniblement quelques pas ; mais hélas ! l'amélioration est lente, si lente qu'on désespère. Au lit, le membre paraît amaigri, les muscles sont atrophiés, les jointures raides. Le malade est à peine debout que de suite le membre blessé devient violacé, turgide, œdématié en un mot.

Que se passe-t-il aussitôt arrivé à Aix ?... Le changement est presque soudain ; introduit tout d'abord dans la piscine le malade se tient debout sans fatigue, son corps étant allégé par l'immersion.

Le moindre effort des bras le fait cheminer sur les bords du bassin ; et sans s'en douter il fait trente, quarante, cinquante minutes de promenade.

En sortant, une compression de tout le membre avec une bande combat la turgescence ; et le repas se fera trop attendre pour cet estomac, d'autant plus affamé, que les jambes ont plus travaillé.

Si la première épreuve a été encore quelque peu pénible, la deuxième ne l'est plus du tout ; le malade s'enhardit de plus en plus et finit par traverser le bassin ne se soutenant que par les bras étendus sur l'eau ; l'immersion dure une heure, une heure et demie. — Hors de l'eau le membre est moins lourd, l'engorgement diminue, quelques mouvements se dessinent dans les jointures. — le médecin a pu commencer le massage et déjà provoquer des mouvements.

Après la première semaine, on remplace une béquille par une canne ; le quinzième jour la seconde béquille est mise de côté ; les trois semaines écoulées, la marche serait le plus souvent possible sans tuteur.

Du côté du membre, on constate la disparition du gonflement, la régénération des faisceaux musculaires, et le retour des mouvements dans des jointures, qui paraissaient ankylosées. Ce résultat est obtenu en vingt jours, alors que depuis 2 ou 3 mois les choses étaient stationnaires et la santé générale altérée. L'efficacité du traitement d'Aix dans ces cas ne peut être mise en doute.

Nous pourrions apporter ici le témoignage de notre savant maître M. Daniel Mollière, ex-chirurgien-major de l'Hôtel-Dieu de Lyon, qui connait la merveilleuse efficacité de nos eaux dans toutes les suites de traumatismes. Il a comme principe presque absolu, pour les fractures et les luxations, d'enlever les appareils le plus tôt possible, et d'envoyer de suite les malades à Aix. Il reconnait qu'aucun mode de traitement ne lui a donné de meilleurs résultats.

Nous n'avons parlé encore que des suites récentes de traumatisme, pour lesquelles le traitement est des plus simples et toujours très heureux. Les malades guérissent seuls pour ainsi dire, sans qu'il soit nécessaire d'une surveillance minutieuse. Il est rare qu'on ait, dans ces cas, à signaler des accidents même légers, imputables au traitement.

Il est des formes d'arthrites, surtout du genou, qui

relèvent du traumatisme parce qu'elles ont débuté à l'occasion d'un coup, mais qui empruntent à la constitution du sujet, ou à un état intercurrent plus ou moins nettement infectieux (blennorrhagie, rhumatisme), un caractère spécial, qui fait qu'on les tient pour suspectes. On redoute une arthrite fongueuse; on use alors et abuse de l'immobilité et des pointes de feu. Les appareils inamovibles et les cautérisations se succèdent sans cesse, et la jointure ne guérit pas.

Aussitôt que le malade veut marcher, il survient du gonflement de la jambe et de l'épanchement synovial.

Ces arthrites guérissent toujours à Aix, si le malade n'est pas tuberculeux. Le traitement est des plus simples: mais il demande de la part du médecin une surveillance spéciale.

Disons tout d'abord que sur ce point, nous nous séparons un peu de l'École Lyonnaise, à laquelle nous avons l'honneur d'appartenir. Nous pensons qu'elle est trop portée à immobiliser.

On oublie trop souvent que l'article est fait pour se mouvoir; et c'est en essayant de lui restituer ses fonctions physiologiques, qu'on le guérit plus sûrement.

Mais la difficulté est de faire exécuter des mouvements sans provoquer de congestion. Car on court souvent de grands risques, en abandonnant à elle-même une jointure ainsi endolorie.

A Aix nous pouvons, par un artifice de traitement très simple, concilier le retour des mouvements, avec les

ménagements que mérite une arthrite en voie de résolution. Nous prescrivons d'abord : l'immersion dans la
piscine pendant 15, 30, 50 minutes, avec les exercices
variés de la natation, sous la direction d'un nageur,
qui fait prendre au membre malade des attitudes diverses, rendues faciles par l'immersion.

La jointure peut ainsi recouvrer ses mouvements sans
accident : les muscles qui concourent à ces mouvements
n'ont à accomplir par le fait de l'immersion que le cin-
quième environ de la force exigée à l'air libre.

De même les surfaces articulaires sont soumises à une
pression cinq fois moindre (1).

En graduant la durée du bain et les manœuvres sous
l'eau, on favorise le retour de la jointure à l'état physiologique.

Dès le huitième jour, on peut commencer le massage,
en s'entourant des plus grandes précautions. La surveillance médicale est ici de première nécessité : il faut que
les plus légères modifications survenant dans la jointure
n'échappent pas à l'attention du médecin.

En trois semaines, on arrive généralement à un remarquable résultat.

Nous avons eu tout récemment l'occasion de rencontrer
à Paris un jeune médecin, interne distingué des hôpitaux,
qui vint, deux saisons consécutives, soigner à Aix une

(1) D'après un calcul approximatif de la perte de poids du corps
immergé, la tête et le cou restant hors de l'eau.

arthrite de ce genre, pour laquelle on avait épuisé les bandages les plus perfectionnés et les révulsifs les plus énergiques. Le médecin de la station continua à Aix le traitement classique des arthrites : douches locales et vapeurs. Il n'osa pas prescrire des mouvements. Le résultat fut nul. Découragé, craignant de voir son avenir compromis, notre jeune confrère se soumit à un traitement par la mobilisation et le massage, sous la direction du docteur Gautier, de Paris. Deux mois après, lorsque nous le rencontrâmes, il marchait comme s'il n'avait jamais rien eu.

Pour les arthrites fongueuses non suppurées, nous partageons absolument l'avis du docteur Badolle (1), qui a signalé des accidents survenus après une cure à Aix ; elles constituent un *noli me tangere* balnéaire absolu.

Dans le cas d'ostéite tuberculeuse non suppurée, nous ne pensons pas que la médication sulfureuse soit fréquemment indiquée. Ce qu'il faut aux malades ce sont les reconstituants naturels : la montagne ou la mer, l'air pur, le changement de milieu, l'alimentation, etc. Nous ne voudrions pas courir le risque d'une excitation même légère par les eaux. Notre formule thérapeutique serait : la station thermale sans les eaux.

Sur ce point, nous serions volontiers disposé à partager l'opinion de la Société de Chirurgie, qui accueillit avec une extrême méfiance, sûrement exagérée et peu

(1) Badolle. Du danger de la médication thermale dans certaines affections articulaires. Thèse de Lyon, nov. 1881.

confraternelle, la communication de M. Grimaud sur
l'action des eaux de Barèges dans la tuberculose os-
seuse (1). Nous n'admettons pas cependant qu'il faille
dans tous ces cas recourir à l'instrument tranchant; la
nature a des ressources que nous n'avons pas le droit de
méconnaître.

Pour les ostéites tuberculeuses suppurées, nous pensons qu'il est tout à fait contre-indiqué et même dangereux
de temporiser et d'insister sur les cures thermales. Les
recherches de M. Rochard (2), sur les cas de ce genre
soignés à Barèges pendant une période de plus de vingt
années, lui ont permis de constater que, s'il y a eu quelques cas d'amélioration, il n'y a pas eu une seule
guérison.

En temporisant, on fait perdre au malade un temps
précieux et on augmente ses chances d'infection.

Nous savons aujourd'hui que la tuberculose des os et
des jointures est le plus souvent une tuberculose locali-
sée, qui peut rester longtemps stationnaire avant de
produire l'infection générale. Aussi longtemps que ce
foyer existe, l'organisme est menacé. L'indication la
plus pressante est de le faire disparaître, lorsqu'il existe
une suppuration qui diminue la force de résistance de
l'organisme.

C'est ici que la chirurgie réclame tous ses droits. En

(1) Société de Chirurgie, 8 février 1888.

(2) Eug. Rochard. Loc. cit., chap. Barèges.

présence de l'innocuité presque absolue des opérations
antiseptiques et du bénéfice immense acquis au malade,
il ne nous paraît plus admissible qu'on doive encore dans
ces cas conseiller les eaux minérales.

Les plaies, ulcères, fistules sont avantageusement
modifiées par nos eaux, qui favorisent la cicatrisation en
nettoyant les bourgeons charnus, et en produisant le
remontement général de l'organisme.

Maladies de la peau.

Beaucoup de malades présentant une affection de la
peau pourront se soigner utilement aux eaux d'Aix.
Nous savons, depuis les beaux travaux de Bouchard, que
les productions pathologiques de la peau et les sécrétions
morbides des muqueuses doivent être considérées comme
des manifestations d'ordre infectieux ou toxique. Les
acides volatils, résultant de fermentations anormales
dans l'estomac, provoquent, en s'éliminant, une irritation
des organes glanduleux de la peau et des muqueuses.

Le traitement d'Aix, qui agira comme modificateur de

la nutrition générale, favorisera la guérison de l'affection
cutanée, surtout, si au traitement général vient s'ajouter
une action locale topique, par un principe sulfuré et la
matière organique (barégine).

Nous ne pouvons entrer ici dans des développements
que ne comporte pas cette monographie ; nous ne ferons
que reproduire une anecdote qui nous a été contée par
notre distingué confrère, le docteur Max. L.., d'Aix.

Un médecin bien connu d'une station réputée pour la
cure des dermatoses, vint à Aix se faire traiter de dou-
leurs rhumatoïdes. Il était, en outre, atteint d'un eczéma
sec, déjà ancien.

— Pensez-vous que je puisse guérir mon eczéma à
Aix ? demanda-t-il à notre confrère.

— Mais, répondit celui-ci, c'est à vous qu'on adresse
d'ordinaire les eczémas : cela rentre dans votre spécialité.
Nous n'avons ici en fait d'eczémateux que des rhumatisants, et nous ne nous attachons qu'à modifier la diathèse
arthritique. Quand nous réussissons, le syndrome disparaît.

C'est ce qui arriva chez le médecin dont nous parlons.

Nous pourrions citer plusieurs observations person-
nelles de maladies cutanées, rapidement améliorées après
une ou deux cures d'Aix.

Notre station n'a jamais réclamé spécialement la
clientèle des dermatoses ; mais il n'est pas sans intérêt
de remarquer qu'on a prise sur ces affections, mieux qu'on

ne le pourrait penser au premier abord. On est moins
disposé à s'étonner de pareils succès, depuis qu'on con-
naît mieux la pathogénie de ces maladies, qui sont franchement diathésiques et nettement subordonnées à ces
troubles généraux qu'on appelle *arthritiques*, faute d'une
dénomination anatomique, qui est encore à trouver.

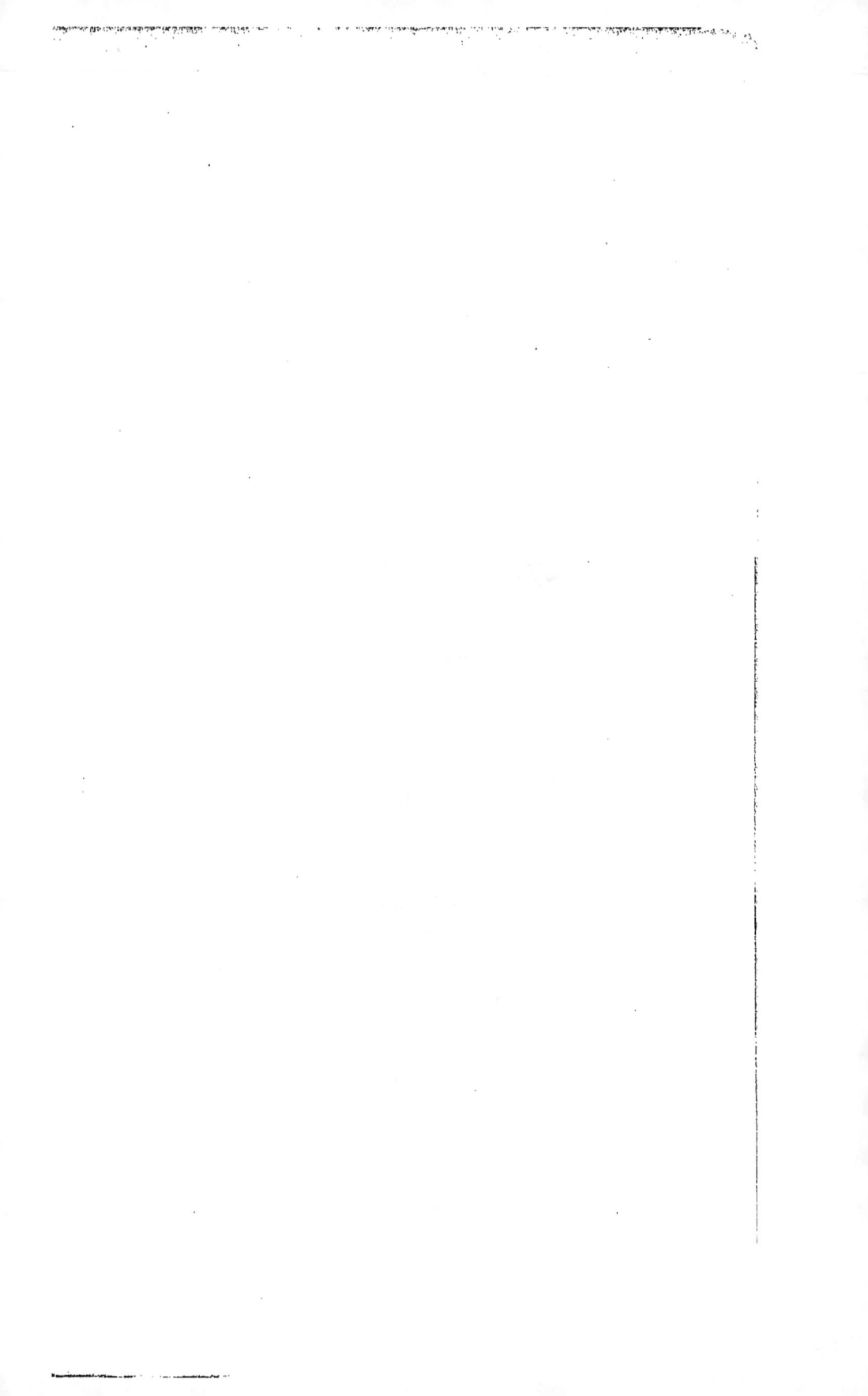

CHAPITRE III

Syphilis. Tuberculose

—⊶⊷—

On s'étonnera peut-être de voir réunis les noms de ces deux maladies; et cependant il existe entre elles tant de points de ressemblance que ce rapprochement nous paraît indispensable.

Qu'on considère leur extension, leur mode de développement et les conséquences funestes qu'elles engendrent pour l'espèce humaine, on verra qu'on peut légitimement les étudier ensemble. Elles ont les mêmes quartiers de.... mortalité.

La tuberculose tue annuellement à Paris de quarante-quatre à cinquante personnes sur dix mille habitants. Sur cent décès, il y en a vingt-cinq imputables à la tuberculose.

La syphilis présente un chiffre à peu près identique, bien qu'il ne puisse pas être établi exactement. N'est-elle pas la cause première et fondamentale de la plupart de ces maladies graves du système nerveux, qui grèvent de plus en plus le bilan mortuaire de nos grandes cités (1) ?

Elles présentent encore d'autres points de ressemblance : même mode de diffusion dans l'économie, dont elles prennent possession à leur manière. Pareilles aux explorateurs qui pénètrent les continents par les voies fluviales, elles cheminent par les canaux vasculaires de l'organisme, jetant çà et là des postes, c'est-à-dire des colonies microbiennes, qui restent souvent pendant un temps très long plongées dans un véritable sommeil, dans un état de mort apparente, d'où elles sortent sous l'influence de causes diverses, pour engendrer ces accidents connus sous le nom de *foyer gommeux* pour l'une et de *foyer tuberculeux* pour l'autre.

Elles ont un autre caractère, qui leur est propre et qui les distingue des Diathèses, que nous étudierons bientôt.

Bien qu'infectieuses, elles ne sont pas à proprement

---

(1) Dans le *Bulletin médical* du 2 janvier 1889 « De la mortalité infantile par la syphilis, à St-Lazare, par Le Pileur », nous trouvons la phrase suivante : « Sur cent enfants conçus à Paris, treize périssent par le fait de la syphilis de leur mère, indépendamment de toutes les autres causes de mortalité. »

En présence de l'importance toujours croissante que présentent ces maladies, on se demande si l'*Institut Pasteur*, si brillamment inauguré il y a quelques mois, et qu'on a appelé le *palais de la Rage*, ne méritera pas un jour la dénomination plus humanitaire de *palais de la syphilis* et de la *tuberculose*. Il ne peut pas avoir de but plus élevé que celui de poursuivre la solution de ces redoutables problèmes.

parler des maladies *totius substantiæ*, mais bien des maladies à foyers disséminés, laissant, lorsqu'elles ne sont pas trop avancées, l'élément cellulaire à peu près intact et vivant de sa vie physiologique.

Aussi n'est-ce pas sans raison que Hallopeau a comparé ce genre d'infection à cette maladie parasitaire la *ladrerie,* engendrée par le *cysticerque ladrique*, qui imprègne de kystes microscopiques le tissu musculaire.

Comment les porteurs de ces maladies se présentent-ils à nos eaux? (1).

Syphilis. — Les syphilitiques trouvent à Aix des conditions exceptionnelles pour se guérir. Par le fait du traitement thermal, l'appétit est accru, les fonctions des émonctoires sont stimulées, un remontement général se produit.

Il y a toujours une tolérance remarquable pour les remèdes spécifiques, dont l'élimination est considérablement favorisée par les eaux. La plupart de nos malades guérissent, et nous n'avons pas, pendant une période de neuf années, dans un nombre considérable de cas, constaté de véritable aggravation.

Dans trois cas de syphilis cérébrale grave, nous avons eu une amélioration très sensible, et dans un cas particulièrement sérieux, où survenaient fréquemment des

(1) Consulter l'intéressante monographie du docteur L. Blanc. De l'action des eaux d'Aix-les-Bains, Marlioz et Challes dans le traitement de la syphilis. Paris 1887.

accidents congestifs se manifestant par des phénomènes
épileptiformes, nous avons vu après trois cures, les accidents s'espacer. Les crises qui revenaient deux fois par
mois, ne s'étaient plus manifestées que trois fois dans
l'année.

Jamais, même dans les formes les plus récentes
(chancre à peine cicatrisé), nous n'avons constaté une
poussée imputable au traitement.

Toute manifestation cutanée ou muqueuse a pu être
rapidement enrayée par une médication énergique, dès
le premier jour de la cure.

Nous n'avons jamais observé le phénomène de la
pierre de touche; il est vrai que nous n'avons pas com-
mis l'imprudence de chercher à le provoquer.

Nous avons à peine besoin de dire que nous ne reconnaissons pas aux eaux d'Aix, pas plus qu'à une eau
minérale quelconque (1), une action élective sur le virus
syphilitique.

C'est l'ensemble des moyens employés, qui consacre
l'excellence de notre thérapeutique. Nous nous conten-
tons, par notre médication, de mettre l'économie en état
de lutter contre l'intoxication spécifique.

Nous nous sommes souvent demandés, en face de ces
guérisons ou de ces améliorations si rapides, dans des
cas qu'on pourrait presque qualifier de *cachexie syphilitique,* si nous ne pourrions pas un jour, copiant les expé-

(1) Sans même en excepter Aulus. Voir An. Soc. Hydr. Années
1881-82.

riences de Bouchard, établir, grâce à la méthode expérimentale, ce que nous appellerons le *coefficient de dépuration* de nos eaux. Il nous semble que nous devrions trouver, dans les urines de nos malades ainsi régénérés, des poisons d'une toxicité toute spéciale, dont l'élimination serait due à notre cure thermale.

Le traitement de nos malades varie peu : bain, massage, sudation d'un côté; médicaments spécifiques de l'autre. Nous prescrivons le mercure en friction. Rarement il survient un commencement de salivation, bien que nous donnions le médicament jusqu'à saturation, d'après la méthode intensive de Fournier.

L'iodure de potassium, dont nous portons souvent les doses à cinq et huit grammes, produit fréquemment des troubles de l'estomac, qui nous obligent, dans bien des cas, à recourir à l'absorption par le rectum.

Les expériences que nous avons faites il y a trois ans avec M. O. Saloz, alors chimiste de l'Établissement (1), nous ont permis d'établir d'une façon très précise, que l'absorption est aussi rapide et complète par le rectum que par l'estomac.

Il faut vaincre la répugnance des malades à prendre les lavements; et on y arrive aisément, en leur en démontrant l'utilité très grande et en ne craignant pas d'entrer

---

(1) L'iodure de potassium était administré par doses de trois grammes, dans cent vingt grammes d'eau tiède. Cinq minutes après apparaissaient les premières traces d'iodure dans l'urine. Le réactif employé était une solution titrée de *Nitrate de Cobalt.*

dans les détails d'une technique, dont l'importance est de premier ordre.

Le professeur Lasègue a dit du lavement : « C'est une « médication, de laquelle je ne puis me défendre d'une « profonde admiration. Je veux plaider sa cause et le « réhabiliter ; tout son malheur provient de ce qu'il est « une chose dont on se cache, dont on rougit par une « fausse pudeur. Le lavement est un agent thérapeuti- « que admirable, parce qu'avec lui on peut mettre en « œuvre les médications les plus nombreuses et les plus « variées. Suivant la quantité du liquide, sa qualité, sa « propulsion, sa température, la durée de sa conserva- « tion par le rectum, le lavement a la propriété médica- « trice la plus différente.

« En faisant varier ses éléments et en les combinant « de diverses manières, on peut remplir les indications « les plus dissemblables. Le lavement peut servir à « l'absorption des médicaments et des aliments, il peut « servir à la dérivation, il peut être employé à l'expul- « sion des matières fécales accumulées, enfin il est la « médication topique par excellence de l'intestin, dont il « peut devenir un modificateur puissant. »

Tuberculose. — La question du traitement des tu- berculeux aux eaux d'Aix et aux eaux sulfureuses en général, a donné lieu à des travaux nombreux.

Un des plus intéressants est celui du docteur L. Ber- tier, qui parut en 1853 (*Remarques sur l'action des eaux d'Aix dans la phtisie*).

Aix dans ce cas, est tributaire de Marlioz, qui est distant de mille mètres de la ville.

Marlioz a des eaux sulfureuses fortes, ayant à peu de chose près, la composition d'Eaux-Bonnes (41 mgr. Na² S par litre). Elles émettent, en quantité, de l'hydrogène sulfuré, que les malades absorbent dans des salles d'*inhalation* et de *pulvérisation*.

C'est sur de nombreuses observations, que s'est établie la réputation bien méritée des eaux sulfureuses de Marlioz.

Nous voyons avec satisfaction que l'expérimentation paraît ici concorder avec la clinique. Le docteur P. Villemin, fils de l'éminent pathologiste, qui a le premier démontré la virulence de la tuberculose, a exposé, dans sa thèse inaugurale, des expériences extrêmement intéressantes (1). Il a expérimenté cent-vingt corps chimiques sur les bacilles en culture dans un milieu albumineux. Il a vu que des substances comme l'iodoforme, le bi-iodure de mercure, qui jouissent de la réputation d'antiseptiques parfaits, ne gênaient en rien la pullulation du bacille. Six substances seulement stérilisaient complètement le milieu, le *polysulfure de potassium* entr'autres. Ce polysulfure n'est autre que le *foie de soufre*. Nous ne pouvons nous empêcher de voir dans ces faits, la preuve manifeste de la puissance antisepti-

---

(1) P. Villemin. Etudes expérimentales de l'action de quelques agents chimiques sur le développement des bacilles de la tuberculose. Th. de Paris, 16 mars 1888.

que des sulfureux, dans le cas d'infection bacillaire. Si nous reconnaissons cette propriété aux sulfures de laboratoire, il est difficile que nous la refusions aux sulfures des eaux minérales. C'est un fait généralement admis en hydrologie, que les principes sulfurés des eaux minérales jouissent d'une activité supérieure aux produits similaires de la chimie (hydrogène sulfuré à *l'état natif*.)

Dans tous les cas, on pourrait reprendre ces expériences de M. Villemin, en se servant du principe sulfuré des eaux de Marlioz ou de Challes (1).

On pourrait de plus rechercher, si les cultures de bacilles, exposées pendant un certain temps dans les locaux ou s'exhalent les vapeurs sulphydriquées, respirées et absorbées par les malades, ne subissent pas un arrêt de développement.

En attendant que la démonstration se fasse, il nous est permis de pressentir que les faits d'expérimentation, pourraient bien être en harmonie avec ce que nous enseigne l'observation clinique.

Les malades atteints de tuberculose feront leur traitement à l'établissement de Marlioz exclusivement.

Rarement ils pourront bénéficier du traitement balnéaire d'Aix. Les bains de pieds, les douches locales sur les jambes pourront seuls être employés, lorsqu'il y aura opportunité de faire un traitement externe. Nous n'avons pas, jusqu'à présent, osé faire usage de l'hydrothérapie,

---

(1) Challes, qui n'est distant d'Aix que de quatorze kilomètres, est aussi considérée comme une station pouvant compléter la cure d'Aix.

sous forme de douche ou de simple friction, comme on la pratique couramment à Davos.

Mais on pourra, si les malades ne peuvent se livrer à un exercice régulier par le fait d'une trop grande débilitation, provoquer une perturbation salutaire au moyen du massage sec des membres sous *forme de pétrissage* (une demi-heure ou trois quarts d'heure chaque jour.)

Parmi les malades atteints d'affections bronchiques, qui pourront bénéficier de nos salles d'inhalation à forte buée et à température relativement élevée (37 à 40°), citons les bronchorrhéiques, les emphysémateux et les formes sèches de l'asthme.

Cet air saturé d'humidité et tenant en suspension une notable quantité d'hydrogène sulfuré en voie d'oxydation, exerce sur la muqueuse bronchique une action topique des plus salutaires.

Ces inhalations complétées par le humage des vapeurs naturelles et la pulvérisation, constituent aussi un modificateur énergique des muqueuses buccale et pharyngée.

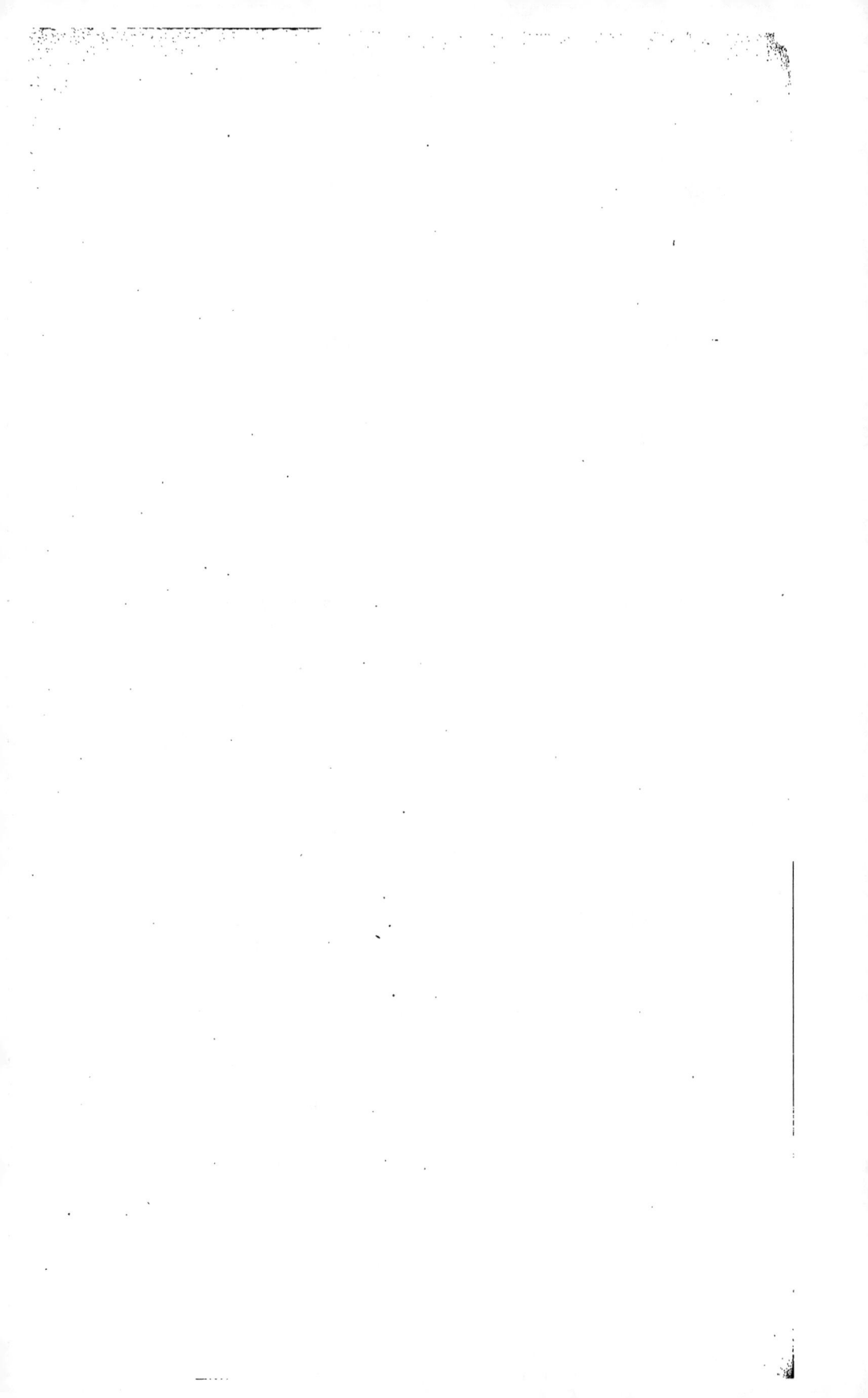

CHAPITRE IV

Troubles généraux de la nutrition

⸻❦⸻

Nous arrivons maintenant à cette catégorie si nombreuse et si intéressante de malades, qui ont de tout temps peuplé les villes d'eaux, et qui, présentant apparemment les affections les plus disparates, se ressemblent par des caractères intimes que le clinicien a le devoir de déterminer. On les comprend habituellement sous la dénomination d'*arthritiques*, en donnant à ce mot une extension des plus variables. Les auteurs sont loin de s'entendre sur une bonne détermination de *l'arthritisme* ; et le mot de *diathèse*, de tout temps usité, n'a souvent fait que dissimuler leur ignorance. Aussi devons-nous être reconnaissant à M. Bouchard, d'avoir essayé de débrouiller ce chaos nosologique par ses savantes recherches sur les maladies par *ralentissement de la nutrition* (1).

Après avoir résumé nos connaissances sur la nutrition à l'état physiologique, M. Bouchard a étudié successivement toutes les maladies dans lesquelles la nutrition est *retardée* ou *ralentie*. Il a groupé ainsi le *rachitisme*, *l'ostéomalacie*, *l'oxalurie*, la *lithiase biliaire*, *l'obésité*, *le diabète*, *la gravelle*, *la goutte*, *le rhumatisme*.

Il a montré la parenté qui relie ces diverses maladies en clinique; il les a fait voir se succédant, se remplaçant chez le même individu ou dans la même famille. D'autre part, il leur a trouvé un lien physiologique commun : le retard, le ralentissement de la nutrition. Et alors il a fait de ce trouble nutritif la caractéristique, l'unité, l'essence de la diathèse. Le passage suivant est assez important pour être cité en entier (2). « Il est une idée qui s'est bien souvent dissimulée derrière le mot *diathèse*, c'est celle d'un vice organique, d'une altération humorale, d'une matière peccante. Si vous le voulez, cette matière peccante c'est tantôt les acides organiques, tantôt la cholestérine, tantôt la graisse, tantôt le sucre, tantôt l'acide urique. Mais de telles matières, si elles caractérisaient la maladie, ne caractérisaient pas la *diathèse* : elles n'étaient pas la cause de la maladie,

(1) Bouchard Ch. Maladies par ralentissement de la nutrition. Paris. Savy, 1882.

(2) Extrait de l'article *diathèse* par Grasset. *Dict. Encycl. des Sc. Méd.*

encore moins la cause de la diathèse; elles étaient le produit de la maladie, l'effet lointain de la diathèse. Ce qu'il faut voir dans la diathèse, c'est l'habitude vicieuse du mouvement nutritif, qui peut rendre possible la formation ou l'accumulation anormale de ces matières. Je définis la diathèse : un trouble permanent des mutations nutritives, qui prépare, provoque et entretient des maladies différentes comme forme symptomatique, comme siège anatomique, comme processus pathologique. Je résumerai cette définition en deux mots : la diathèse est un tempérament morbide.

Le lien commun de ces maladies différentes, mais de même famille, c'est le trouble nutritif général, c'est la diathèse caractérisée par la nutrition retardante. Il serait avantageux dans le langage médical, de substituer un seul mot à cette périphrase....... En attendant que ce mot ait été créé, on continuera à désigner sous le nom d'*arthritiques*, ces différentes maladies et à parler de *diathèse arthritique*, à la condition de ne pas attacher au mot sa signification étymologique. »

Ce n'est pas encore d'une clarté parfaite; mais il tend à se dégager de tout cela comme un *substratum* anatomique et physiologique, qui fixe un jalon dans notre esprit. Si nous complétons ces notions par celles que Bouchard a si magistralement exposées dans ses leçons sur les *auto-intoxications* (1), on arrive sinon à éclaircir

(1) Bouchard Ch. Leçons sur les auto-intoxications dans les maladies. Paris, Savy, 1887,

cet imbroglio pathologique, du moins à saisir une réelle subordination de phénomènes, nous donnant la clef de ces mystérieuses actions cellulaires, qui contiennent toute la pathogénie des diathèses.

C'est ainsi qu'on voit les troubles de la digestion stomacale jouer un rôle prépondérant dans l'étiologie des manifestations diathésiques.

Une comparaison nous permettra de mieux matérialiser notre pensée. La plante retire son suc nourricier du sol. Si les matériaux élaborés par le sol, présentent des qualités physiques et chimiques normales, elle poussera avec vigueur; mais survienne une altération du sol par l'adjonction de principes étrangers nuisibles ou toxiques, elle commence à souffrir, puis devient franchement malade; elle dépérit, se décolore. Cette atteinte à sa vitalité va l'exposer aux coups d'ennemis toujours prêts à l'assaillir : les *parasites*.

La majeure partie de l'organisme humain retire ses matériaux nutritifs de son sol : l'estomac, à qui échoit la mission d'élaborer les substances destinées au développement et à la conservation de l'être. Si ce magasin d'approvisionnement fonctionne mal tout le système en souffrira; la nutrition sera viciée dans ses sources. De là découle, comme l'a dit Broussais, une des vérités fondamentales de la médecine : la primauté de l'estomac dans la hiérarchie des appareils qui font vivre le corps humain, et qui peuvent aussi le faire mourir quand ils cessent d'accomplir correctement leurs fonctions.

Aussi Bouchard a-t-il pu dire que la *dilatation de l'es-*

tomac, maladie si fréquente quoique si mal étudiée jusqu'à ce jour, réalise une véritable *diathèse acquise*, une prédisposition morbide provoquant un trouble de la nutrition générale.

Ce n'est là qu'une conception encore hypothétique; mais elle est rationnelle et repose sur des faits bien observés.

On peut donc l'adopter jusqu'à ce qu'on ait trouvé quelque chose de mieux. A la lumière de cette hypothèse on pourra plus facilement se reconnaître, et mieux saisir les indications, au milieu de cette légion de malades, à manifestations polymorphes, qui peuplent nos thermes et paraissent nous déconcerter par leurs caractères éminemment variables.

Nous rencontrons à Aix les formes les plus diverses de ces états diathésiques. Essayons de les ramener à quelques types principaux.

Chlorose et Neurasthénie. — Ces · maladies s'appellent vulgairement, l'une la maladie des jeunes filles, l'autre la maladie des femmes nerveuses. On leur donne en pathologie le nom de *maladies de déchéance*. Elles ouvrent la porte à toutes les autres. Tout l'arsenal thérapeutique a été dirigé contre elles, et avec quel résultat! Leven dit qu'on cherche encore une chlorose guérie par le quinquina et le fer.

Et la *neurasthénie*, la terreur des médecins et le désespoir des malades! Playfair rappelle un dialogue fort instructif, entre une malade neurasthénique et son médecin; le docteur Brachet (1) nous en a donné une traduction qu'on lira avec le plus grand profit.

Weir Mitchell affirme qu'on guérit neuf fois sur dix ces malades rebelles à tout traitement. Mais comment ? avec l'air, le régime, l'eau froide et dans les cas les plus graves, le massage et l'électricité.

Ces malades ne doivent pas entrer dans un établissement thermal. Mais devons-nous les renvoyer d'Aix ?

Il ne tient qu'à nous qu'elles puissent y rencontrer les éléments d'une guérison certaine. Allons chercher l'air pur sur les montagnes, l'eau froide au lac et nous ferons des merveilles.

N'oublions pas que ces états pathologiques prennent plus d'extension chaque année. C'est le fruit de la civilisation, dit-on. Nous n'avons donc pas le droit, pour défendre une spécialisation qui se meurt, de détourner ces malades de notre station, si nous voulons lui conserver la priorité que lui valent une situation et des richesses minérales exceptionnelles.

Voulez-vous une preuve tangible de la toute puissance des agents hygiéniques dans ces états de déchéance; lisez les statistiques des colonies scolaires de Paris (2). Chaque année on choisit dans les arrondissements les plus pauvres, les enfants les plus misérables, les plus

(1) Playfair, loc. cit.

(2) Revue d'hygiène et de police sanitaire, 1887, p. 1007. Rapports sur les colonies de vacances du 1er arrt par M. Dubrisay.

chétifs, ces terrains faits d'anémie et de scrofule, prêts à être emportés par le premier orage épidémique, ou désignés d'avance pour devenir la proie des nombreuses maladies chroniques, qui déciment la population infantile besogneuse des grandes villes.

Ces enfants soumis au départ à une inspection médicale minutieuse ont le teint jaunâtre, les chairs décolorées, les yeux morts, la poitrine rentrée, les membres grêles. Après un mois passé dans les montagnes, à marcher, courir au grand air, vivre de la vie des champs, ils reviennent à Paris transformés, méconnaissables ; et lisez attentivement la statistique, tous, sans exception, se sont merveilleusement développés (1).

Est-il un traitement quelconque capable d'entrer en comparaison avec cette cure d'air et d'altitude ?

Sachons utiliser à côté de nos eaux thermales si merveilleuses, cette source intarissable d'eau reconstituante, le lac, et ces hauts plateaux de montagne couverts d'une riche végétation ; et nous pourrons offrir aux plus heureux comme aux plus déshérités de la vie des trésors inestimables de santé.

---

(1) Dans le rapport indiqué, M. Dubrisay dit textuellement : *en Août*, ces enfants étaient tous pâles, d'aspect chétif, au teint blafard ; *en Septembre* (après un mois de montagne), sans une exception ils avaient la figure colorée, les yeux vifs et gais, *c'était une véritable transformation.*

4

Affections rhumatismales. — Nous comprenons
sous cette dénomination tous les états rhumatismaux,
depuis la simple douleur rhumatoïde jusqu'aux plus
graves déformations. Longtemps Aix a vécu et prospéré
sur sa seule réputation d'eau anti-rhumatismale. On
consultera très utilement les travaux de Despine, Guil-
land, Francis Bertier, de MM. Vidal et Brachet, etc.

Ce sont les cas de rhumatisme vrai qui forment le
grand triomphe de l'eau chaude dans le traitement classique d'Aix.

Mais défiez-vous des formes insolites du rhumatisme.

Détail important, le rhumatisme demande moins à
être chauffé à notre époque. On n'est plus rhumatisant à
la façon des âges passés ; c'est à croire que la prédomi-
nance du système nerveux de nos jours, donne au rhumatisme une susceptibilité spéciale. Il ne faut plus chercher qu'à l'hôpital le vrai rhumatisme, qui réclame encore les températures élevées et les fortes sudations
longtemps continuées. C'est là seulement que les *douches
d'enfer* font merveille (1).

Dans la clientèle de la ville, les plus grands ménagements doivent être apportés dans l'emploi de la therma-
lité.

Dans le doute, usez de la douche tempérée. Notre
regretté confrère, le docteur Demeaux (2), a fort judi-

(1) Vidal. L'arthritis à l'hospice d'Aix. Bourg 1880.

(2) *Lyon médical*, 2 juillet 1876.

cieusement indiqué les cas ou le traitement tempéré donne les plus beaux résultats.

Les maladies récentes du cœur de nature rhumatismale, peuvent bénéficier de notre traitement, s'il est bien établi qu'il n'existe aucune altération de la fibre musculaire et des gros vaisseaux. La médication thermale, en mettant à l'abri des rechutes aigues, favorisera la résorption des exsudats valvulaires comme elle résorbe les exsudats périarticulaires (1).

Rappelons en passant, que la spécialisation des eaux d'Aix pour les affections rhumatismales n'a plus sa raison d'être. On sait maintenant, grâce aux travaux de l'anatomo-pathologie, que le rhumatisme n'est qu'un des côtés de cette grande entité morbide qu'on désigne du nom générique vulgaire de *vices du sang.*

De même que nous corrigeons par nos eaux la déviation nutritive, appelée rhumatisme, nous devons, en agissant avec prudence et discernement, corriger les déviations similaires qui sont de la même famille.

L'empirisme avait en ce point devancé l'observation scientifique, puisque depuis plus de quarante ans, les médecins les plus autorisés ont introduit à nos thermes la thérapeutique de ces autres états morbides que nous allons rapidement passer en revue.

———

(1) Blanc. Des affections cardiaques d'origine rhumatismale, traitées aux eaux d'Aix-les-Bains. Paris, Delahaye, 1886.

La goutte, l'obésité. — La question longtemps en suspens de l'opportunité de traiter ces états aux eaux d'Aix, parait aujourd'hui tranchée. Les goutteux chroniques accourent de tous les points du globe à nos eaux.

Anglais et Américains viennent à l'envi *désuricémiser* leur sang à nos thermes, qui ont pris depuis une vingtaine d'années un cachet exotique tout spécial.

MM. Vidal, Brachet, Blanc et notre regretté Francis Bertier ont démontré depuis longtemps que le traitement d'Aix, judicieusement employé, donne d'excellents résultats dans les cas de goutte asthénique et dans toutes les formes où domine l'anémie. La douche tempérée seule convient aux goutteux.

C'est dans les cas de ce genre qu'une surveillance médicale stricte est de rigueur.... Souvent, le traitement ne vaudra que ce que vaut le médecin.

Rappelons à ces malades, qui pourraient se risquer seuls dans une médication, dont ils ne soupçonnent pas la portée, qu'ils trouveront presque toujours, en usant inconsidérément des eaux, une aggravation à leur maladie.

La boisson joue un rôle important dans le traitement du goutteux. Nos eaux très légèrement sulfureuses (3 mgr H^2S par litre), très peu minéralisées (0,20 cent. résidu fixe par litre), prises à la température de quarante à quarante-deux degrés sont rapidement absorbées.

Elles séjournent dans le sang, dont elles n'augmentent pas sensiblement la tension (action vaso-dilatatrice de l'eau chaude). La diurèse n'a lieu que tardivement, produisant alors une véritable décharge uratique.

D'où, l'utilité de boire un ou deux verres d'eau minérale chaude le soir avant de se coucher. Il n'y a pas de pratique plus salutaire et nous ne saurions trop la recommander aux baigneurs.

Pour *l'obésité*, nous dirons, au risque de mériter la critique des spécialistes des cures d'amaigrissement, que nous pouvons obtenir à Aix les résultats les plus satisfaisants. Nous devons à la vérité et dans l'intérêt des malades, signaler ce côté trop méconnu de notre cure d'Aix.

Malgré la résolution que nous avions prise de ne pas surcharger ce mémoire d'observations, nous sommes contraint de nous départir de cette règle pour ce cas spécial.

M. C... éditeur à New-York, quarante ans environ, taille 1 m. 90, poids 135 kilogs. Surcharge adipeuse généralisée. Troubles dyspeptiques. Cœur : faiblesse de l'impulsion cardiaque, arythmie allant parfois jusqu'à l'intermittence. — Gène circulatoire rendue manifeste par l'aspect violacé de la face ; tendance à la congestion des bases pulmonaires.

Somnolence et répugnance pour tout exercice physique. Urines très acides, urates facilement précipitables.

Trois médecins des hôpitaux, consultés à Paris, conseillent une cure à Carlsbad. Un compatriote du malade, notre ami le docteur Linn, qui connaissait les ressources thérapeutiques de notre station thermale insiste pour un traitement à Aix. Le malade est soumis à notre direction dans le courant d'avril 1888.

Pendant la cure, la perte de poids fut de dix à onze livres. Au toucher on pouvait se rendre compte que si la couche adipeuse s'était amincie considérablement, les saillies musculaires étaient plus prononcées. La perte de la graisse était donc plus considérable que ne l'indiquait la perte du poids total. Un mois après la cure, la perte de poids ne cessa de s'accentuer, et dans une lettre reçue en juin, M. C... nous apprenait qu'il pesait trente livres de moins qu'avant son arrivée à Aix.

Dans une lettre du docteur Linn, en date du 2 janvier 1889, nous relevons le passage suivant : « Quant à l'état actuel de M. C..., il dit dans sa dernière lettre qu'il a maigri en tout de quarante livres; il peut faire pour ses occupations plus qu'il n'a jamais fait. Il accuse une sorte de bien être, qu'il n'a pas ressenti depuis vingt ans ».

Le traitement que nous avons prescrit n'est qu'une application de la méthode d'entraînement usitée en Angleterre par les *coach*, pour préparer les équipes d'Oxford et de Cambridge; et par les entraîneurs de jockeys et de chevaux de tout pays. Nous y avons ajouté le pétrissage généralisé de toute la couche adipeuse sous-cutanée pendant une heure chaque jour, en plus d'une douche de quinze minutes à 36 et 40 degrés, avec massage énergique sous l'eau.

On obtiendra pareil résultat dans toute station thermale ayant de l'eau chaude à discrétion, des masseurs sérieux, des promenades agréables à pentes variées et du sulfate de soude ou de magnésie à discrétion.

Nous ne craignons pas d'affirmer que nous guérirons presque toujours les obèses à Aix, pourvu qu'ils veuillent être guéris.

Diabète, Albuminurie. — Nous ne pensons pas être démentis en affirmant que le traitement habituellement suivi à Aix est plus nuisible qu'utile aux diabétiques. Ceux-ci s'imaginent volontiers que l'eau minérale peut suffire à tout ; ils s'affranchissent alors des rigueurs d'un régime, qui est indispensable dans la cure du diabétique ; et l'aggravation ne tarde pas à se produire.

Nous devons guérir à Aix les diabétiques à cause de nos admirables ressources thérapeutiques, si nous voulons nous inspirer des remarquables observations publiées par Martineau (1), et qui ont fait l'objet des discussions les plus intéressantes à la Société d'Hydrologie.

Avec la lithine, l'arsenic, le régime ordinaire, auquel rien n'était changé, si ce n'est une réserve imposée pour les féculents, fruits, sucreries, Martineau a guéri soixante-sept diabétiques sur soixante-dix, et en les soignant à Paris dans un milieu peu favorable. Que ne pourrait-on faire en transportant cette thérapeutique dans notre belle cité thermale, complétée par des stations d'altitude à 800, 1000 et 1600 mètres, où nous réaliserons toutes les conditions favorables pour le relèvement des forces et une meilleure oxygénation du sang ?

Sortez ces malades d'un milieu vicié, transportez-les

(1) Martineau. Ann. de la Soc. d'Hydrol. 1887, p. 51.

dans l'atmosphère fraîche et balsamique de nos montagnes, avec un régime approprié, vous doublerez l'efficacité de cette merveilleuse médication arsénicale et
lithinée.

Albuminurie. — A priori les albuminuriques dits
dyscrasiques (1), profiteront toujours d'un séjour à Aix,
qui, en régularisant toutes les fonctions de nutrition,
favorisera l'oxydation de cette *albumine circulante*, qui
s'élimine par les urines faute d'être utilisée dans le sang.

Des recherches ultérieures sont nécessaires pour préciser l'action de la cure d'Aix dans ces cas. Ces recherches compléteraient les expériences que nous avons
entreprises en 1886 et 1887 (2). Nous pensons qu'on
pourrait démontrer expérimentalement que l'albumine,
comme le sucre, en excès dans le sang, sont facilement
oxydés par le traitement d'Aix.

Système nerveux. — Ces maladies devraient être
étudiées dans un chapitre spécial. Mais comme nous
n'avons pas l'intention d'entrer à leur égard dans de
grands développements, nous avons cru devoir les rap-
procher des diathèses. Elles ne seraient pas d'ailleurs
sans analogie avec ces troubles de la nutrition.

Dans l'état actuel de la pathologie, on tend de plus en

(1) Bouchard. Loc. cit. 1887, p. 51.

(2). Monard. Quelques considérations sur l'action physiologique
des eaux d'Aix-les-Bains. Extr. du *Lyon médical*, 1887.

plus à les considérer comme des séquelles de maladies infectieuses antérieures : elles ne seraient que les désordres posthumes de maladies disparues.

Cette démonstration est faite déjà pour la paralysie infantile et les paralysies qui suivent les fièvres graves.

Les observations que nous avons pu recueillir pendant une pratique de neuf années, nous autorisent à admettre qu'on peut, en adoptant des formules thérapeutiques spéciales, soigner à Aix toutes les maladies du système nerveux justiciables de la cure hydro-minérale. Nous pensons pouvoir démontrer un jour, lorsqu'il nous sera permis d'aborder cette discussion avec des documents complets, que tous les cas soignés par MM. de Ranse à Néris et Bélugou à La Malou, rentrent absolument dans notre cadre thérapeutique.

Il nous suffira de leur appliquer la forme sédative de la médication d'Aix; et en usant judicieusement des agents physiques si bien compris à Aix, on remplira cette indication prépondérante de toute maladie guérissable des centres nerveux, à savoir : la mise en jeu, même des fonctions troublées, pour entretenir et développer ce qu'il y a de sain en elles.

L'iodure de potassium à haute dose doit souvent aussi être employé concurremment.

Pour ces cas à marche fatale, que Romberg voue à une désespérance absolue, nous pourrons fréquemment produire une phase d'accalmie réelle.

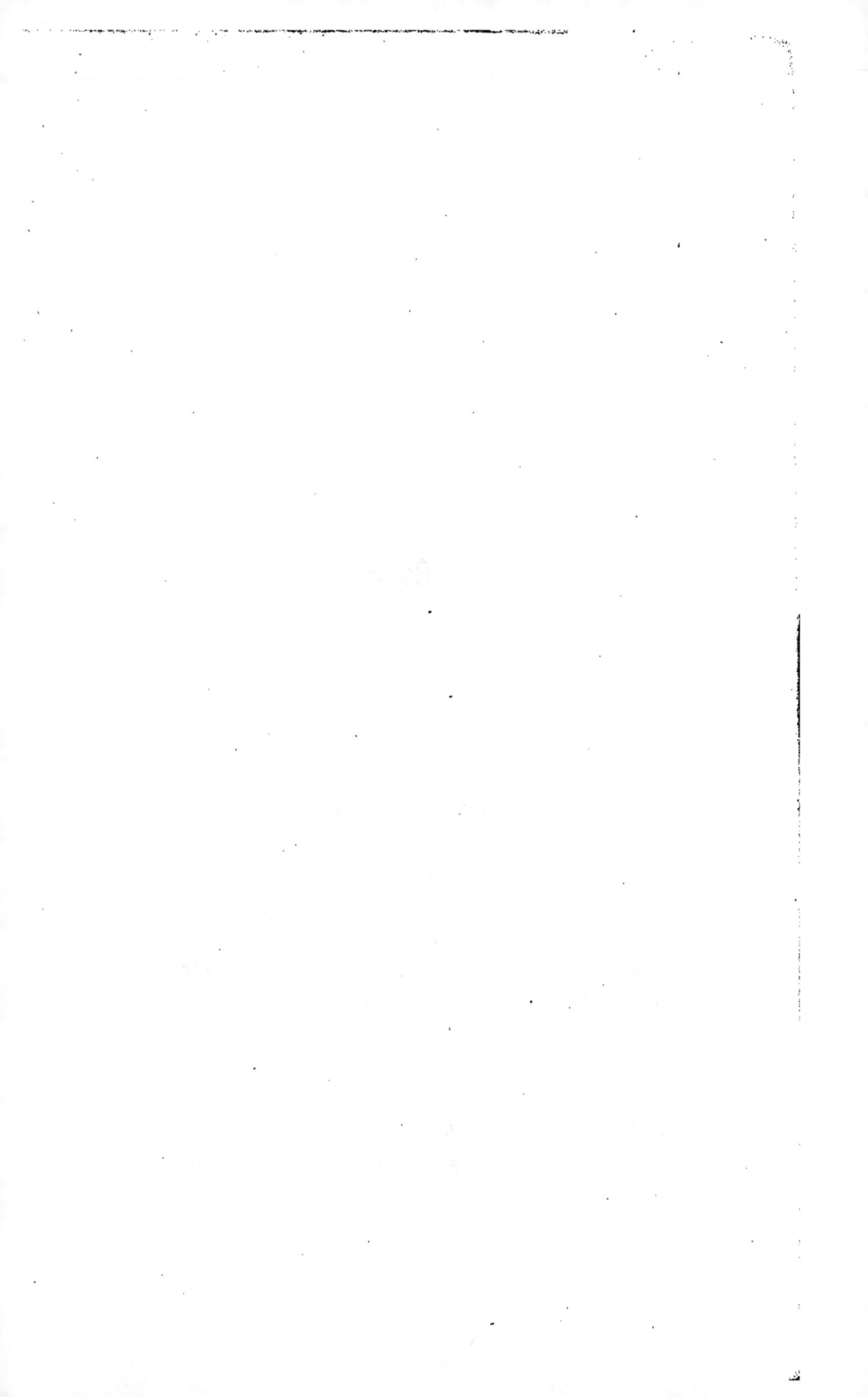

CHAPITRE V

Hygiène du Baigneur.

L'hygiène est la grande préoccupation du jour. La médecine a des incrédules, dit J. Rochard, l'hygiène n'en connait pas. On n'écoute pas toujours ses avis, mais on n'en conteste pas l'utilité.

L'hygiène a sur la thérapeutique cet avantage, qu'elle agit avec un degré de certitude beaucoup plus grand. Il est plus facile d'empêcher cent personnes de devenir malades, que d'en guérir une seule quand elle l'est devenue.

De tout temps on a formulé des préceptes destinés à sauvegarder la santé. Le *Code de Santé* de l'École de Salerne, qui a enfanté tous les préjugés populaires, que nous ont légués nos pères, est un recueil de dictons vulgaires qui s'imposent encore aujourd'hui à la crédulité publique.

Pour certains observateurs, l'homme est un organisme fragile dont les moindres actions réclament une surveillance minutieuse. « De pareilles exagérations ne sont jamais entrées dans l'esprit des savants. L'homme n'est pas né pour vivre dans une serre, l'œil sur un thermomètre et la main sur son pouls. Pour remplir sa mission sur la terre, il lui faut sa liberté d'action, il lui faut l'insouciance de sa propre personne......... Si la santé ne pouvait s'obtenir qu'à la faveur de pareils sacrifices, personne n'en voudrait à ce prix. Il y a comme dans toutes les choses de la vie une juste mesure à garder (1). »

L'hygiène sociale est de date récente; et elle occupe déjà une place prédominante dans l'esprit des économistes et des gouvernements.

C'est elle, qui a provoqué l'assainissement des villes par les bonnes canalisations et la large distribution de l'air, du soleil, de l'eau potable. Le chiffre de la mortalité s'est ainsi considérablement abaissé. — La plupart des grandes épidémies qui sévissaient au Moyen-Age ont disparu.

C'est elle, qui accroit la fortune publique en augmentant le capital de la vie humaine; car au point de vue économique, la vie humaine a une valeur matérielle.

(1) J. Rochard. *Traité d'Hygiène Sociale*. Delahaye. Paris, 1888.

La science est parvenue à préciser très exactement les conditions les plus propres à augmenter le rendement du capital humain. C'est ainsi qu'elle établit presque mathématiquement ce que doit être le régime du travailleur, celui du soldat, du marin, du collégien, celui de l'homme de lettres, etc., pour obtenir le maximum de production de ces unités sociales.

Il existe aussi une hygiène spéciale pour les villes d'eaux et les baigneurs. C'est de celle-ci, que nous nous occuperons rapidement.

L'aménagement sanitaire des villes d'eaux longtemps négligé est en voie de progrès, et nous pouvons actuellement soutenir la comparaison avec les premières stations thermales étrangères; mais que de choses à faire encore pour arriver à un état satisfaisant! Le rapport de M. Bouloumié, 1887 (1), et celui de M. A. Robin (Acad. de Méd. Nov. 1888), ne nous laissent aucun doute sur ce point.

L'hygiène du baigneur paraît au contraire de plus en plus défectueuse. Depuis qu'on vise à faire des villes d'eaux, plutôt des villes de plaisirs que des asiles de malades, on néglige tout ce qui se rapporte à la partie hygiénique du traitement.

Sur ce point, nous sommes bien en retard sur nos voisins d'Outre-Rhin.

Nous extrayons d'une lettre de notre savant et distingué confrère le Dr Stycha, de Carlsbad (Bohême), en

---

(1) Bouloumié. Police sanitaire des villes d'eaux. *Revue d'hygiène*, mai 1887.

date du 5 janvier 1889, les détails qui suivent sur la journée du baigneur à cette station.

Lever de cinq à six heures aux sons d'un orchestre. On se presse aux buvettes ; puis promenade d'une heure.

Neuf heures. Déjeuner : thé, café, cacao, lait, pain blanc préparé spécialement pour les malades.

Promenade à la forêt, où il y a des jeux divers : tir à la cible, lawn-tennis, littérature (1).

Midi. Dîner *à la carte seulement*. Régime strict d'après indications médicales ; potage, viande rotie : bœuf ou veau, un légume, compôte.

Après-midi. Lecture, billard, cartes à jouer, promenades dans les environs, ou concert.

Cinq heures. Café, thé, cacao, lait.

Sept heures. *Souper* : jambon, veau roti, œufs, thé, vin en faible quantité.

Neuf heures et demie. Tout le monde se couche.

Pour les distractions, il y a deux bons orchestres, un dit *de la Cure*, l'autre *le Concert* pour la musique classique.

Il y a depuis deux ans un théâtre dont les représentations se terminent toujours *au plus tard à dix heures*.

Ces renseignements concordent tout-à-fait avec ceux

---

(1) Kant a dit : « Qu'une lecture amusante est plus utile à la santé que l'exercice du corps » ??

que nous avaient donnés des amis ayant fait une cure à Carlsbad l'année dernière.

Il y a loin de cette réglementation sévère au laisser-aller de nos stations et d'Aix en particulier. A la place des jeux au grand air, et des repas réglés, nous avons les entassements dans des salles de concerts et de jeux, où les baigneurs respirent de l'air, ayant déjà passé à travers plusieurs centaines de poumons ; et des festins, où la gourmandise se donne libre carrière.

Le baigneur soucieux de sa santé, devra s'astreindre à certaines règles, qui le guideront *avant, pendant* et *après* la cure.

Du temps de Molière, on n'allait aux eaux qu'après une longue période préparatoire, qui comportait force saignées, purgations, tisanes rafraîchissantes. C'était, paraît-il, indispensable pour affronter les *vapeurs minérales d'Aristote*, et le tant fameux *esprit volatil éthéré minéral*, auquel Hoffmann faisait jouer un si grand rôle. De nos jours, les choses se font plus simplement ; il est néanmoins certaines précautions à prendre avant les Eaux : ne quitter ses occupations que peu à peu, éviter toute fatigue de voyage, prendre un jour de repos à l'arrivée ; léger laxatif, s'il y a de l'état saburral de la langue.

Après la cure, les précautions sont de même ordre : repos, régime léger, laxatif. Pendant quinze ou vingt jours le corps conserve une susceptibilité spéciale aux intempéries.

Pendant la cure, on apportera un soin tout spécial aux vêtements : la laine est indispensable à cause des variations de température.

On choisira de la chaussure commode pour la marche, à fortes semelles (en prévision des flaques d'eau et des mares de boue que respecte la voirie).

Rappelons que la marche fait partie du traitement ; et pour bien marcher, rien n'est indispensable comme une bonne chaussure.

Le lever matinal nous paraît aussi une condition favorable pour la cure. Pendant les fortes chaleurs de l'été les heures matinales sont les plus agréables. C'est péché de les passer dans son lit, alors qu'une bonne promenade au parc ou sur les collines fouettera le sang, et combattra l'influence déprimante de la cure (1).

Rien n'est plus important à bien établir que le régime diététique des baigneurs. Il faut leur persuader que ce n'est pas là une recommandation banale. Les fautes de régime compromettent l'efficacité de la cure. La science démontre aujourd'hui que les mêmes agents qui sont tout puissants pour le bien du corps, le sont aussi pour le mal. C'est par un régime défectueux qu'on engendre

_____

(1) Il ne sera pas sans intérêt de rappeler que le traitement à Aix, du temps de Panthot (MDCC.) différait notablement de ce qu'il est aujourd'hui. Le matin était consacré à la boisson, l'après-midi à la balnéation et le soir on allait souvent se coucher après un bain ou une douche. Ce traitement n'avait d'autre tort que d'obliger les malades à une règle trop stricte. Il opéra probablement plus de cures heureuses que le nôtre.

la plupart des maladies chroniques ; c'est par un régime approprié qu'on les guérit.

Nous voudrions voir graver au frontispice de notre établissement, ce vieux proverbe hippocratique :

Modicus cibi, medicus sibi.

Les repas à table d'hôte sont désastreux pour la cure. Ce luxe d'entrées, de mets et de desserts viole les règles les plus élémentaires de la diététique. Il faudrait un service à la carte spécialement réservé aux malades, et les maîtres d'hôtels devraient s'engager à ne jamais servir certaines préparations nuisibles.

Un peu de surveillance médicale des menus ne serait peut-être pas sans utilité.

Résumons sous forme d'aphorismes les règles à suivre dans l'alimentation hygiénique.

1. *On ne doit se mettre à table qu'avec un bon appétit ;* celui qui boit sans soif et qui mange sans faim ne fait pas de vieux os.

2. *L'habitude de prendre ses repas à heures fixes* est un stimulant de la faim. Celle-ci s'émousse ou disparaît quand on mange trop tôt ou trop tard.

3. *C'est un faux principe que vouloir stimuler la faim au moyen de mets fort épicés.* On s'y habitue bien vite.

4. On ne vit pas pour manger, on mange pour vivre. *La tempérance est une condition principale d'une bonne digestion ;* tandis que la bonne chère, la gourman-

5

dise sont filles des Parques. Le gourmet et le glouton creusent leur propre fosse avec leurs dents.

L'excès de table est un acte déraisonnable; il change en poison l'aliment le plus délicat.

5. *Les aliments doivent être bien mâchés.*

6. *Il faut manger lentement et varier constamment les mets.* Il existe une *dyspepsie monotone.*

7. *Boire le moins possible.* Le vin rouge étendu d'eau est une boisson médiocre pour un estomac souffrant; pur c'est du poison. De l'eau, coupée d'un peu de bière ou de vin blanc est la boisson la plus hygiénique.

8. L'exercice après le repas est nécessaire. *Si l'on se couche immédiatement après, la digestion peut être retardée jusqu'au réveil.*

9. *Les ablutions, les bains* accélèrent la digestion d'une manière surprenante et excitent l'appétit (1).

Les promenades, jeux divers au grand air, exercices variés, agrémentés de bonne musique et de spectacles agréables, seront des auxiliaires précieux pour le traitement. Il faudra éviter une tension cérébrale prolongée et une fatigue répétée des centres nerveux.

Une certaine continence est à observer. N'oublions pas qu'Apollon, le dieu des eaux minérales, est souvent représenté avec les attributs de la chasteté.

A côté des amusements salutaires qui complètent heu-

(1) Etude de la question alimentaire par le docteur Meinert, trad. de l'allemand par Timmerhans. Le Soudier. Paris, 1883.

reusement la cure thermale, il en est d'autres, qui prennent depuis quelques années un développement exagéré qui n'est pas sans danger. Il s'agit des jeux.

Nous ne voulons pas nous poser en moraliste austère et prohiber d'une manière absolue un délassement qui a toujours existé dans notre station. Nous voulons simplement nous placer au point de vue de l'hygiène, dont nous nous sommes efforcé de développer les effets bienfaisants.

Médecin, nous avons le devoir de prémunir nos malades contre un entrainement nuisible à leur traitement ; membre du corps médical de la station thermale d'Aix, dont nous recherchons sans cesse avec nos confrères le développement et la prospérité, nous avons le devoir d'éclairer les administrateurs de notre ville sur les dangers que peut présenter l'abus du jeu et de leur dire *cave ne cadas*.

Si on en usait en effet avec modération et à des heures convenables, le jeu ne pourrait offrir qu'une distraction qui serait sans danger, au moins au point de vue hygiénique. Mais malheureusement il n'en est point ainsi, et on joue le jour, on joue la nuit, sans souci de la cure ; c'est là que nous apercevons la menace pour la santé publique.

On pourra peut-être y gagner une clientèle interlope, mais on éloignera sûrement la clientèle sérieuse.

Les eaux méconnues, éclipsées par les établissements de jeux seront de plus en plus reléguées au second plan.

Ceux qui veulent mener de front le traitement et le

jeu aboutissent toujours et fatalement à un insuccès thérapeutique. On quitte Aix plus malade qu'on y est venu; et on n'y revient pas. Que de fois dans le cours de nos voyages n'avons-nous pas rencontré de ces baigneurs contrits, qui n'ont emporté de notre beau pays que le regret d'être entré dans certaines salles, où ils ont compromis leur avenir !

Notre pays vaut mieux que la réputation qu'on lui fait; nous réunissons toutes les conditions d'un centre médical et balnéaire modèle : air pur de la plaine et des altitudes, vallons verdoyants, eaux minérales incomparables, promenades variées à l'infini. etc., etc., tout ce qui, en un mot, élève l'esprit en fortifiant le corps. Nous ne voudrions pas, nous ne devons pas devenir une fabrique de ce fléau social, le *nervosisme*, qui peuple les maisons de santé.

Le jeu est un mal nécessaire, dit-on, soit; mais il est de règle de ramener à un minimum le mal qu'on ne peut empêcher. Nous n'avons pu jusqu'ici supprimer ni le choléra, ni la fièvre typhoïde; mais, par des mesures sanitaires intelligentes, on réduit autant que possible l'influence néfaste de ces fléaux.

Il est de règle de placer des barrières aux abords des précipices pour empêcher les vertigineux d'y tomber. Mettons au seuil des salles de jeux une réglementation, qui réduise autant que possible le mal qu'ils entrainent.

Nous devons considérer le malade comme un mineur, auquel il faut pendant un certain temps une tutelle.

Cette tutelle il la trouve dans les soins éclairés, empressés de son médecin. Mais il ne faut pas que celui-ci se heurte à des usages, disons plutôt à des abus, qui viennent entraver son action salutaire.

Nous pensons donc qu'il est de notre devoir, dans l'intérêt des malades, de demander une *réglementation sérieuse* des jeux, appliquée *sérieusement*. Il en est temps encore; peut-être plus tard sera-t-il trop tard !

Nous avons voulu simplement donner un avertissement. Dieu veuille qu'il soit entendu !

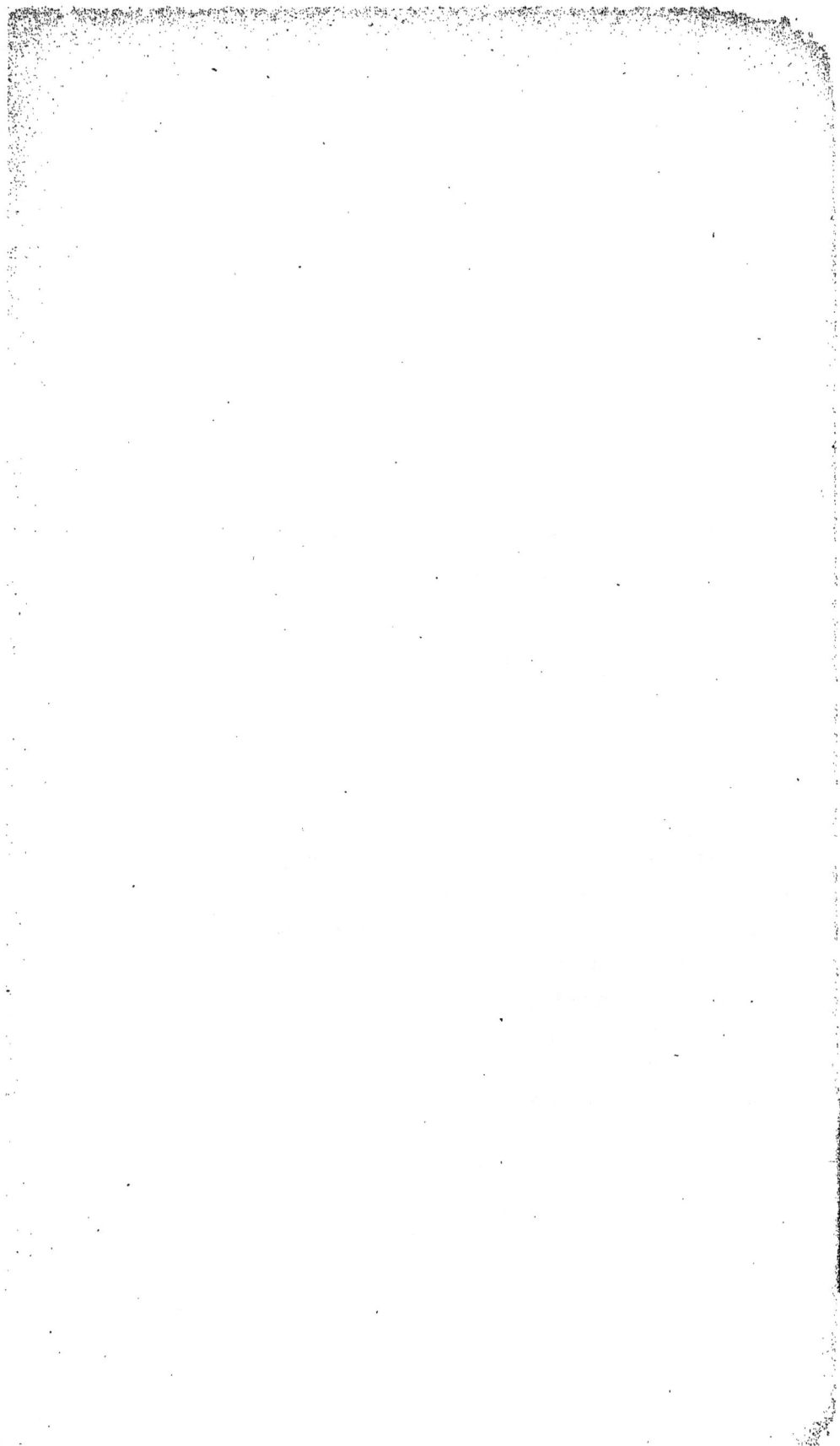

CHAPITRE VI

Une station thermale modèle

—◦◦◦◦—

On peut lire dans la *Revue d'hygiène* de juin 1888, sous ce titre : *Une cité sanitaire modèle*, que le grand industriel américain PULLMANN, vient de construire d'un seul jet, sur un sol nu, une ville de dix mille habitants, pour y transporter son immense industrie métallurgique, et y loger ses nombreux ouvriers.

Après avoir fixé le tracé des rues, des jardins, et désigné la place des édifices : églises, hôpitaux, théâtres, etc., il commença, avant toute construction, par établir une *double canalisation souterraine* pour les *eaux potables* et les *eaux d'égouts*.

Le premier résultat de ces précautions sanitaires fut un abaissement considérable de la mortalité. Dans les villes voisines, aux États-Unis, les décès sont de vingt-cinq pour mille habitants. A Mexico, ils sont de cinquante-six, et de sept seulement à *Pullmann-City*.

S'il nous était permis d'édifier notre station thermale dans les mêmes conditions, nous ne procéderions pas autrement. En commençant par assurer une ample provision de bonne eau d'alimentation et l'évacuation complète et rapide de toutes les eaux de déchets, nous aurions la certitude d'avoir créé les conditions sanitaires les plus propres à favoriser la guérison des baigneurs.

Il ne faut pas oublier que des défectuosités, en apparence légères, et qu'on peut à la rigueur tolérer chez une population laborieuse, adonnée aux travaux agricoles et industriels, deviennent dangereuses pour une population d'immigrants malades, qui offrent plus de prise aux nombreuses affections aigues susceptibles de les atteindre.

Notre station modèle devrait en outre présenter à proximité de sources chaudes et froides abondantes, des climats variés :

1º Le climat de plaine (100 à 250 mètres d'altitude), avec un horizon étendu ;

2º Le climat intermédiaire de demi-altitude (de 500 à 1000 mètres) ;

3º Le climat de haute montagne (de 1000 à 2000 mètres).

Si nous ne pouvons prétendre à réaliser dans nos cités thermales cet idéal parfait, nous reconnaîtrons cependant qu'il existe en France des stations privilégiées, où les conditions du sol, l'état de l'atmosphère, la nature de la végétation, des sources minérales chaudes en abondance, des qualités climatériques variées, tout en un mot, concourt à les désigner pour devenir un centre médical modèle. Et nous ne pensons pas être démenti en affirmant que sous tous ces rapports Aix se place au premier rang.

Situé à 240 mètres d'altitude, sur le versant à pente douce d'une montagne escarpée ; au centre d'une vallée spacieuse, largement ouverte au couchant et au midi, protégée au nord à mesure qu'on s'élève ; entouré d'une végétation riche et variée, sous un ciel tempéré, Aix et son voisinage présentent les conditions primordiales de tout bon sanatorium : des promenades horizontales et à pente légère, des terrains spacieux très ensoleillés en hiver, et à l'ombre en été.

Avec ses montagnes élevées supportant des plateaux immenses, où s'étale la plus riche végétation alpestre qu'on puisse rêver, elle nous offre toute une gamme de climats qu'on trouverait difficilement réunis comme chez nous en un même point.

Joignez à cela les sources chaudes les plus abondantes connues (1), avec une température telle, qu'elles peuvent suffire à toutes les exigences d'une cure thermale.

Contrairement à ce qu'on observe dans la plupart des

(1) A l'exception cependant de certaines eaux du Caucase non exploitées. Consulter l'article Caucase. Dict. Dechambre.

villes d'eaux, situées dans des gorges resserrées, les eaux thermales d'Aix, au lieu de sourdre dans les parties les plus basses, sortent du rocher en un point élevé, d'où elles remplissent naturellement de très grands réservoirs, à quatorze mètres au-dessus de l'endroit où on les utilise.

Ce simple fait, auquel on attache généralement peu d'importance, représente un avantage considérable pour notre station. S'il fallait élever l'eau dans des réservoirs, comme on le fait dans bien des stations, et la réchauffer artificiellement, il faudrait dépenser par jour environ mille francs (1).

Les quatre millions de litres d'eau que débitent nos deux sources en vingt-quatre heures, se perdent après avoir alimenté notre établissement, dans des égouts en béton de ciment, dont le réseau complété tout récemment s'étend à toute la ville.

L'eau, par sa pression naturelle, forme une véritable *chasse* de toutes les eaux ménagères et de vidanges, qu'amènent les conduites des habitations. On peut ainsi, grâce à la déclivité du sol, appliquer le tout à l'égout dans des conditions particulièrement avantageuses.

On a commencé la construction de *vannes*, qui permettront de faire passer alternativement dans les principaux canaux la totalité des *eaux de chasse*.

(1) D'après un calcul que nous devons à l'obligeance de notre ami, M. J. Bocquin, ingénieur en Russie.

Le grand collecteur se jette bien avant dans le lac, dans les parties profondes.

La nature nous a fait la part belle. Comment savons-nous ou pourrions-nous utiliser ces richesses ?

L'utilisation de nos eaux thermales laisse peu à désirer. Il serait difficile, à part quelques questions de détail, de faire mieux que ce que nous possédons, si on avait la faculté de tout refaire à nouveau.

Le seul reproche sérieux qu'on puisse adresser à notre établissement, est de devenir insuffisant à un certain moment, à cause de l'encombrement. La raison en est, que n'ayant pas d'autre local balnéaire, nous y faisons passer tous nos baigneurs, quels qu'ils soient, les vrais malades et les personnes en villégiature. Les piscines, les bains deviennent insuffisants, les eaux s'épuisent et nous ne réalisons pas toujours le bain à eau courante qui devrait seul être usité dans une station telle qu'Aix.

Il est bien facile de remédier à cet inconvénient en créant un établissement hydrothérapique, à proximité du centre de la ville. Nous avons de l'eau froide à discrétion dans notre lac, dont la température variant en été de dix à vingt-cinq degrés, est des plus favorables pour tout traitement hydrothérapique, et pour les bains prolongés d'eau douce. Nous ferions de l'hydrothérapie mitigée, il est vrai ; mais nous savons par des publications récentes, que la formule absolue de l'empirique Priessnitz, qui administrait l'eau de trois à huit degrés, n'est plus aveuglément appliquée aujourd'hui.

On en revient des températures basses, depuis surtout qu'il est démontré qu'on peut avantageusement les remplacer par de hautes pressions.

Nous pourrions aussi alimenter facilement à eau courante des bassins de natation. Et par un moyen de chauffage bien simple, usité dans les piscines publiques des grandes villes, on maintiendra une température fixe de vingt à vingt-cinq ou même trente degrés, selon les cas, lorsque après des pluies continues, la température de l'eau s'est trop abaissée pour qu'on puisse prescrire une balnéation un peu prolongée.

A cet établissement hydrothérapique modèle sera annexé le complément obligé de tout arsenal thérapeutique sérieux, à savoir :

1° Des bains d'air sec à haute température.

2° Des inhalateurs d'oxygène.

3° Des appareils d'électrisation statique, galvanique et faradique.

4° Un gymnase.

5° Des buvettes d'eaux de Vichy, Vals, Challes, Eaux purgatives, etc., etc.

Avec nos deux établissements nettement séparés, nous pourrions suffire à tout traitement qui relève de la balnéation.

Il ne restera plus qu'à rendre accessible la montagne du Revard (1548m), pour transformer toute notre vallée en un immense sanatorium, réunissant tout ce que la nature complétée et embellie par la main de l'homme, peut offrir à l'humanité souffrante.

En gravissant la pente douce qui conduit au pied de la montagne, nous trouvons là des sites merveilleusement disposés pour devenir des stations intermédiaires de demi-altitude à 700, 800 et 900 mètres, avec protection absolue du côté du Nord. On y trouve déjà des parcs naturels, plantés de châtaigners séculaires, où l'on viendrait, pendant les suffocantes chaleurs de juillet et d'août, passer les heures si pénibles de l'après-midi et respirer un air frais et embaumé.

C'est à ces campagnes privilégiées qu'on pourrait appliquer la phrase de notre grande épistolière décrivant les sites charmants de la rivière d'Allier : « Le pays seul me guérirait. »

Prenons maintenant le chemin de fer funiculaire (dont la construction est projetée), et gravissons les rochers qui surplombent; nous débouchons sur l'immense plateau du Revard. Son étendue est de 15 kilomètres sur 10 kilomètres de profondeur; il aboutit au levant à la pittoresque vallée de Saint-François, que domine la Margériaz à 2000 mètres.

Toutes les Alpes bordent l'horizon avec leurs plus beaux sommets, qu'on peut scruter dans leurs moindres détails. Un nombre considérable de contreforts subalpins étalent leurs plis verdoyants sous l'œil ravi du spectateur.

Le plateau lui-même, vallonné comme si la main d'un

habile jardinier l'avait tracé, est recouvert d'immenses bois de sapins.

Le sol est productif; des sources assez abondantes donnent une eau d'une parfaite limpidité; avec quelques travaux d'aménagement, on pourrait créer des sources artificielles qui répondraient à tous les besoins.

Nous trouvons réunis là tous les éléments des stations de montagne les plus renommées.

Comment expliquer qu'on ait méconnu si longtemps ces avantages, ignoré ces richesses ?

Il a fallu que d'autres pays moins bien dotés, mais plus entreprenants, vînssent ouvrir la voie, et nous apprendre que nous avons chez nous, près d'une des plus belles stations thermales, à proximité de tous les grands centres de population, les ressources qu'on va chercher bien loin dans les hautes vallées de l'Engadine.

Les stations de montagne pour la cure des maladies ne datent que de quelques années.

Davos fut la première du genre; elle avait huit malades en 1865, elle en reçoit plusieurs milliers aujourd'hui.

Où l'on ne rencontrait, il y a vingt-cinq ans, que quelques chaumières de bergers, s'élèvent aujourd'hui de somptueux hôtels, des parcs, des temples et même un collège international.

La phtisie est inconnue chez les habitants de ces plateaux, et ceux qui ont pu la contracter en émigrant dans la plaine se guérissent en revenant sur leurs sommets.

En plein hiver, les malades sortent légèrement vêtus,

s'abritant sous une ombrelle, pour éviter les insolations. Par un ciel pur, il y a toujours une radiation solaire intense, due à la raréfaction de l'air et à la réflexion sur la neige des rayons du soleil.

Qu'importe les températures de quinze à vingt degrés au dessous de zéro la nuit, lorsqu'on les subit dans des maisons toujours uniformément chauffées à quinze ou dix-huit degrés ?

Ce froid excessif de la nuit est un dépurateur énergique de l'atmosphère, et lorsque entre dix et trois heures le malade fait sa promenade habituelle sur la neige durcie, cet air qu'il respire est aussi pur que s'il avait été filtré à travers les couches d'ouate stérilisée de M. Pasteur.

Pour bien apprécier les conditions météorologiques si curieuses et si imprévues de ces altitudes, il faut parcourir les publications de Lombard (*Climat de montagnes*, 1873), du professeur Tyndall, de Frankland, de Ludwig de Pontrésina et de tous les auteurs qui se sont occupés spécialement de ces questions en Europe et en Amérique (Sanatorium du Colorado).

La mode, dira-t-on, est aux climats de montagne. On en reviendra. — Non, ce n'est pas une question de mode. Les plus anciens médecins avaient déjà entrevu tout le bénéfice qu'on peut retirer de l'usage rationnel de l'air, de l'eau, du mouvement. Boerrhaave mourant avait dit « *je laisse après moi deux grands médecins : l'air et le mouvement* »; mais jamais il n'avait été sciéntifiquement démontré que ces agents fussent autre chose que des moyens agréables ou hygiéniques.

Il a fallu la révolution provoquée en médecine par les méthodes pastoriennes, pour démontrer expérimentalement la puissance thérapeutique de ces agents physiques, et pour imposer de nouvelles méthodes de traitement, à savoir, pour les maladies pulmonaires : l'air pur et sec ; et pour les maladies de déchéance, l'air tonique des sommets, l'eau chaude, l'eau froide et tous les reconstituants naturels qu'on trouve réunis dans nos pays de montagne. La mode n'aura plus à prévaloir en pareille matière. Le traitement par les climats de montagne restera aussi inébranlable, que la méthode de Pasteur qui lui sert de base.

Nous n'avons donc pas à hésiter à nous lancer dans cette voie de progrès et de création ; ce que nous ferons répondra à un besoin réel. Plus heureux que les stations de la Suisse, nous pourrons offrir à la population indigente des grandes villes des ressources thérapeutiques dont elle a été privée jusqu'à ce jour. Les frais énormes que nécessite le voyage de l'Engadine, la cherté des denrées alimentaires et bien d'autres raisons, font que ces sommets salutaires ne peuvent être accessibles qu'aux favorisés de la fortune.

Si nous voulons, dans les différents projets d'utilisation du plateau du Revard pour la cure des maladies, prévoir la possibilité d'y amener des indigents, il nous sera facile d'offrir à l'Assistance Publique de Paris, des conditions pécuniaires aussi avantageuses que celles qui lui sont faites à Gérardmer (climat de montagne) et à Berk-sur-Mer (climat marin).

Nous aurons sur ces contrées l'avantage de pouvoir guérir des malades qui leur échappent forcément, à cause de l'insuffisance de leur climat.

Et pourquoi Aix, en inaugurant les stations de montagne en France (1), ne chercherait-il pas à favoriser ce grand courant de *renaissance physique* qui se dessine à peine depuis un an, et qui restera, malgré les excentricités de nos *décadents*, la caractéristique de cette fin de siècle ? Il a abouti déjà à la création de la *Ligue de l'Éducation physique*, à la tête de laquelle se trouvent les notabilités des sciences, des lettres et de la politique.

La Ligue a pour but de favoriser le développement du corps par les exercices naturels, et de substituer à la gymnastique savante, méthodique, dispendieuse et ennuyeuse, une autre gymnastique plus rationnelle, à la portée de toutes les bourses, à laquelle on s'adonnera avec plaisir, et qui comprend : les jeux scolaires, la paume, la course, le saut, la natation, l'aviron, l'alpinisme, etc. On veut réagir ainsi contre la marche envahissante de la *grande névrose;* le muscle doit mater le nerf.

En transformant sa vallée en un sanatorium modèle, Aix remplira donc une double mission humanitaire qui

---

(1) Nous entendons par stations de montagne, celles qui ont vraiment un caractère alpestre ; elles sont généralement situées au-dessus de 1,500 mètres, et sont à la fois des stations d'été et d'hiver. Monnetier, Mornex, Saint-Gervais, ne rentrent pas dans cette catégorie.

6

sera : 1º de guérir souvent et d'améliorer toujours les maladies les plus rebelles.

2º De fortifier et d'endurcir par l'usage méthodique des moyens les plus propres à développer la force corporelle : l'*eau froide*, l'*eau chaude*, la *montagne*..., la nouvelle génération, qu'une débilité héréditaire ou acquise pourrait frapper prématurément; il contribuera ainsi à donner à la jeunesse ce qui fut l'idéal philosophique, religieux et social de l'ancienne Grèce : « L'âme d'un sage dans le corps d'un athlète. »

RÉSUMÉ ET CONCLUSIONS

L'Hydrologie, comme les autres branches des sciences médicales, doit s'inspirer des nouvelles méthodes scientifiques, et procéder pour la solution des problèmes, qui sont de son ressort, à la fois *par la clinique* et *par l'expérimentation*.

Les recherches expérimentales les plus récentes sur l'action des modificateurs dits *hygiéniques :* eau froide, air, exercice, gymnastique, massage, etc., ont démontré qu'ils atteignent profondément la nutrition. Ils n'ont pas, comme on l'a cru jusqu'à présent, une *action purement de surface*.

Leur influence sur les mutations nutritives est comparable à celle qu'on a toujours attribuée aux Eaux minérales à *spécialisation bien déterminée*.

On est donc autorisé à se demander si, dans la cure hydro-minérale, les faits observés ne sont pas attribuables aux conditions hygiéniques spéciales et aux agents physiques ; et si le médicament, *l'eau minérale,* ne doit pas venir en seconde ligne.

La question ne peut être tranchée dans l'état actuel de la science. L'expérimentation seule nous donnera la clé du problème.

A Aix, les *suites de blessures, de traumatismes*, guérissent très rapidement. Les blessés peuvent exécuter sans fatigue, les mouvements les plus étendus et les plus variés dans de grandes piscines à eau courante.

Les mouvements provoqués sont faits par des masseurs d'une habileté reconnue.

Les maladies cutanées, d'origine arthritique, sont heureusement modifiées.

Les syphilitiques y trouvent des conditions particulièrement favorables ; on constate toujours chez eux une très grande tolérance pour les fortes doses de mercure et d'iodure de potassium. La douche chaude, accompagnée de massage, et l'eau minérale en boisson provoquent une suractivité des émonctoires.

Les tuberculeux torpides peuvent tout en résidant à Aix, faire à Marlioz la cure par les eaux sulfureuses fortes. Les sulfures alcalins sont, d'après M. Villemin, une des rares substances chimiques, qui stérilisent complètement une culture de bacilles tuberculeux.

Les salles d'inhalation d'Aix à forte buée et à température élevée sont utiles aux bronchorrhéiques, aux emphysémateux, et aux formes sèches de l'asthme.

Les troubles généraux de la nutrition (maladies par ralentissement), bénéficieront de notre traitement, grâce à l'emploi judicieux des *modificateurs physiques*, dans un milieu où les conditions climatériques et topographiques sont des plus favorables.

a. La chlorose et *la neurasthénie* réclament un traitement par l'eau froide, l'air pur des altitudes, etc. Notre pays, avec quelques améliorations, se prêterait merveilleusement à cette cure.

b. Chez les rhumatisants nous exerçons une perturbation salutaire en favorisant les fonctions d'excrétion.

c. Chez les goutteux nous obtenons une oxydation plus complète des substances azotées, en même temps que nous provoquons une diurèse abondante avec décharge uratique.

d. Chez les obèses nous favorisons la combustion de la graisse, et développons le système musculaire.

e. Chez les diabétiques et dans bien des cas *d'albuminurie*, nous devons arriver à oxyder complètement le sucre et l'albumine en excès dans le sang, en nous inspirant de certaines règles trop souvent méconnues.

f. Dans le cas de *maladies curables* des centres nerveux, nous pouvons toujours prescrire une *médication sédative;* et favoriser le retour de la sensibilité et de la motilité par la gymnastique balnéaire.

L'hygiène du baigneur doit être surveillée autant que le traitement thermal lui-même. L'hygiène suffit souvent seule à guérir; on ne peut rien sans elle. L'hygiène alimentaire est de première importance.

Nous pensons qu'on peut faire d'Aix un *sanatorium,* un *centre médical modèle;* en créant à côté de l'Établissement thermal, un établissement hydrothérapique alimenté par l'eau du lac; et en utilisant les climats variés dont nous a gratifié la nature dans un rayon n'excédant *pas six kilomètres.*

Nous trouvons réunies dans la même vallée, des stations climatériques à des altitudes variant de 250 à 1600 mètres.

Lorsque le chemin de fer projeté du Revard sera construit nous aurons des climats de haute montagne à *onze heures* de Paris.

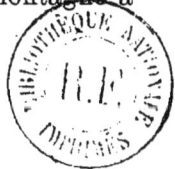

TABLE DES MATIÈRES

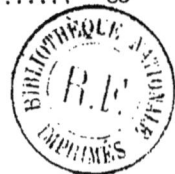